Soy Celíaco
¿Y ahora qué hago?

Guía de preguntas y respuestas
para vivir feliz sin gluten

Maricarmen Escamilla Toro

www.celiacaperocontenta.com

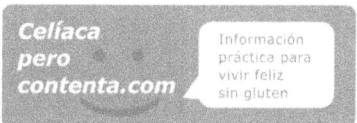

Celíaca pero contenta.com

Información práctica para vivir feliz sin gluten

ISBN-13: 978-1540876102 (CreateSpace-Assigned)

ISBN-10: 1540876101

Primera edición: Diciembre 2016

Portada: Alberto Domínguez Eiriz

Ilustraciones: Estefanía Rodríguez Fuentes

A mis padres por enseñarme a leer y a escribir, por inculcarme el amor por los libros y no haberme dicho nunca "no podrás hacerlo".

A mi marido que me ayuda a ser mejor persona cada día. Sin él no existiría mi blog, ni este libro.

A mi hijo por todas las alegrías que me da.

Índice

Agradecimientos

Gracias...

...a mis amigos y familiares que cuando me invitan a sus casas, compran o preparan algo especial para que pueda comer y cuando viajan me traen cosas ricas sin gluten.

...a las asociaciones de celíacos que dedican mucho tiempo, esfuerzo y recursos para ayudar al colectivo celíaco, en especial a la Asociación de Celíacos y Sensibles al Gluten de la Comunidad de Madrid.

...a los médicos y personal sanitario que se esmeran por aprender y divulgar la información sobre la enfermedad celíaca.

...a los investigadores que eligen el desarrollo de proyectos relacionados con la enfermedad celíaca.

...a los bloggers de todo el mundo que comparten con sus lectores, de forma altruista, sus recetas y todo lo que aprenden sobre el mundo sin gluten.

Aviso

La información médica y científica de este libro proviene de fuentes cualificadas en la materia y de mis experiencias personales vividas a lo largo de mis años como celíaca.

Esta información puede perder vigencia con el paso del tiempo, por esto invito al lector a seguir mi blog en donde publico novedades periódicamente.

www.celiacaperocontenta.com

Introducción

En marzo de 2009, cuando me entregaron el informe de la endoscopia que me habían hecho porque tenía una hernia de hiato, reflujo y gastritis, leí: "*Atrofia vellositaria parcial que coincide con enfermedad celíaca*". La doctora lo leyó y me confirmó lo que era más o menos obvio: que era celíaca. Fue toda una sorpresa. No lo esperaba, nunca había tenido síntomas y en mi familia nunca había habido celíacos. Solo una anemia que se atribuía a las reglas. Le pregunté: "Y eso es muy complicado, ¿verdad?", a lo que respondió: "*No, hoy en día hay muchos productos en los supermercados. Eso lo miras en Internet.*".

"**¡ESO LO MIRAS EN INTERNET!**". Esa fue toda la información que recibí de la especialista que me diagnosticó la enfermedad celíaca. De repente estaba en un estado de desinformación e ignorancia tan grande que sentía un vacío enorme. Sí, busqué en internet, en bibliotecas y en librerías y estuve leyendo durante 2 meses seguidos hasta que llegué a un punto en el que en mi cerebro no entraba nada más sobre la enfermedad. Es imposible aprender todo lo que existe sobre la enfermedad celíaca de la noche a la mañana.

Ahora miro hacia atrás y quisiera que nunca nadie se sienta tan perdido como me sentí al principio, con tantas dudas y preguntas sin respuesta. Dudas acerca de la enfermedad, dudas acerca de la comida, dudas sobre si es una enfermedad hereditaria, dudas, dudas, dudas. Por eso decidí escribir este pequeño libro en el que pretendo recopilar todo lo que he aprendido y evitar así que otras personas se ahoguen en el mismo mar de dudas.

Los que me conocen saben que soy de las que le gusta investigar cualquier información que cae en mis manos. He leído mucho y he asistido a muchas conferencias sobre la enfermedad celíaca, con lo cual, si eres nuevo en el tema, quizás puedas aprender muchas cosas, pero también es justo mencionar, que aunque la información que comparto en este libro está documentada, podría dejar de ser válida con el tiempo, así que te invito a comparar, leer mucho y nunca dejar de aprender.

Espero sinceramente que te sea de utilidad.

Para información adicional podrás encontrarme en mi blog:

"Celíaca pero contenta"

www.celiacaperocontenta.com

Enfermedad celíaca

Me acaban de diagnosticar la enfermedad celíaca ¿y ahora qué hago?

Si te acaban de diagnosticar la enfermedad celíaca lo más probable es que en este momento te sientas mal. Puede que estés sorprendido porque es algo que no esperabas (como lo fue en mi caso), puede que estés enfadado, puede que te preguntes ¿por qué a mí? Si es a tu hijo al que han diagnosticado la enfermedad, puede que te sientas aún peor porque pensamos que los niños no tienen la misma madurez que nosotros para enfrentarse a los problemas.

Hay otras personas que, por el contrario, se sienten inicialmente aliviadas si llevan mucho tiempo padeciendo los síntomas sin un diagnóstico preciso. Cuando empiezan la dieta celíaca se encuentran mejor, pero eso no quita el tener que enfrentarse a la enfermedad y al cambio de hábitos de alimentación que tienen que adoptar.

Lo primero y más importante es que sepas que, aunque te sientes mal, deprimido, triste o furioso con el mundo, es un sentimiento **temporal**. Todos los celíacos pasamos por una mala etapa que mejora con el tiempo e incluso desaparece. Se puede ser celíaco y feliz. Hay que trabajar para superar la mala etapa, pero se puede.

¿Cuánto tardaré en superar esta fase?

Depende mucho de ti, de tu actitud, tu entorno, tu familia, tus amigos y las personas que te rodean. Así que no dudes en pedir ayuda y cuando seas un experto con el manejo de la enfermedad, podrás explicar a las personas que tienes alrededor cómo pueden ayudarte y hacerte la vida más fácil.

Al enfrentarnos a una enfermedad atravesamos por diferentes etapas que supongo que los psicólogos tienen claramente identificadas y definidas. En mi caso las etapas que atravesé fueron las siguientes:

- **Incredulidad**. No podía creerlo. No tenía síntomas. Me hicieron una endoscopia por otro problema gástrico y aprovechando el procedimiento decidieron hacerme la biopsia porque la gastroenteróloga sabe que hay muchos celíacos asintomáticos y además siempre he tenido un poco de anemia.

- **Negación**. A pesar de que la biopsia determinó que tenía las vellosidades parcialmente atrofiadas, no podía creérmelo y pedí que me hicieran la analítica de sangre para verificar los resultados y fueron positivos. Ver ¿Cómo se diagnostica la enfermedad?

- **Incertidumbre y frustración**: ¿Qué hago? ¿Qué voy a comer? ¿Es muy difícil hacer la dieta? Ya no voy a poder viajar, no podré salir a comer...

- **Investigación**. Pasé casi 2 meses leyendo frenéticamente TODO lo que pude encontrar sobre la enfermedad celíaca, me apunté a la Asociación de Celíacos de Madrid y asistí a todas las charlas que pude. Leí libros, folletos y todo lo que está en Internet. ¡TODO! Fue un verdadero agobio, para mí y para mi familia.

- **Elaboración de la dieta**. Pretendí hacer la dieta perfecta desde el primer momento y es imposible. Hay tantas cosas que aprender que tienes que darte un tiempo hasta saber qué alimentos comprar y cómo prepararlos. Ver ¿Por dónde empiezo?

- **Aceptación**. Una vez que lo acepté y que descubrí que no es el fin del mundo, pensé...

Tengo dos opciones:

1. Deprimirme y ser celíaca

2. Enfrentarlo con mente positiva y ser celíaca

Elegí la segunda opción :-)

Algo muy importante que hay que tener en cuenta desde el principio es que el celíaco no es el único afectado, sino también su familia. Por esto he querido incluir el texto de un post publicado por mi marido en nuestro blog y que muestra precisamente ese otro punto de vista:

Apoyando a la Celíaca (el marido)

Como muchas otras, la enfermedad celíaca no solamente afecta al paciente sino también a las personas que lo rodean: al marido, a los hijos, a los amigos, ¿ya mencioné el marido? ;-)

¿Y cómo se lleva esto? No quiero sonar reivindicativo, pero también nosotros tenemos que aprender a vivir con esta nueva condición. Os ofrezco mi visión personal.

Después del shock inicial, viene la crisis de "joé, que esto es para toda la vida, y con lo que me gustan a mí los bollos" "es que no me comprendéis" "y si el niño también es celíaco!"... y esas cosas. En esta fase lo más importante es escuchar con paciencia y, por supuesto, no ofrecerle por equivocación ni un alimento "prohibido" porque te lo tiran a la cabeza.

La siguiente fase es la de aprender ABSOLUTAMENTE todo acerca de la enfermedad, y aprenderlo ya, en cero coma, no hay tiempo que perder, mañana, tarde y noche, a través de la web, de las asociaciones de celíacos, panfletos, charlas, libros y cuanto recurso haya disponible, "¡tengo que saberlo todo ya!".

Luego las cosas se empiezan a calmar. Se va haciendo hábito, se descubre la cantidad de cosas que hay para celíacos, se van descubriendo lugares donde hay comida especial y que además está buena. Yo particularmente me he sorprendido de algunos productos, como algunas galletas de Schär que están buenísimas (las como todo el tiempo y no soy celíaco. :-)

Considerando la cantidad de enfermedades crónicas horrendas que hay por el mundo, pienso que la enfermedad celíaca, una vez diagnosticada, es relativamente "light". No me malinterpretéis, no quiero quitarle peso al asunto, que lo tiene, pero hay que centrarse en las cosas positivas.

¿Qué es la enfermedad celíaca?

Definición[1]: desorden sistémico con base inmunológica, causado por la ingesta de gluten en personas con predisposición genética.

Veamos que significa todo esto en español:

Sistémico: significa que afecta a todo el sistema. A todo el cuerpo. No es específica del aparato digestivo como se pensaba antiguamente. Puede afectar al sistema nervioso, al endocrino, etc.

Gluten: es una proteína existente en el trigo, avena, centeno, cebada y sus derivados.

Base inmunológica: porque el sistema inmunológico se activa frente al gluten como si fuera un tóxico del cual hay que defenderse, aunque no debería ser así.

Personas con predisposición genética: solo se da en personas que tienen ciertos genes. Si los tienes puedes llegar a desarrollar la enfermedad a cualquier edad, pero no necesariamente, ya que puedes ser simplemente portador de los genes. Por el contrario, si no los tienes nunca vas a ser celíaco. Estos genes los heredamos de nuestros padres y por lo tanto la probabilidad de tener la enfermedad en familiares directos es muy alta.

---

[1] Fuente: ESPGHAN: European Society for Paediatric Gastroenterology, Hepatology and Nutrition

11

En España se estima que 1 de cada 80-100 personas[2] es celíaca, aunque solo una pequeña parte están diagnosticadas.

---

[2] Fuente: Asociación de Celíacos y Sensibles al Gluten de Madrid

¿Es curable?

Actualmente no hay tratamientos que curen la enfermedad. Es incurable. El único tratamiento disponible es la dieta sin gluten. Si haces una dieta sin gluten, tu intestino se curará y desaparecerán los síntomas, si los tienes.

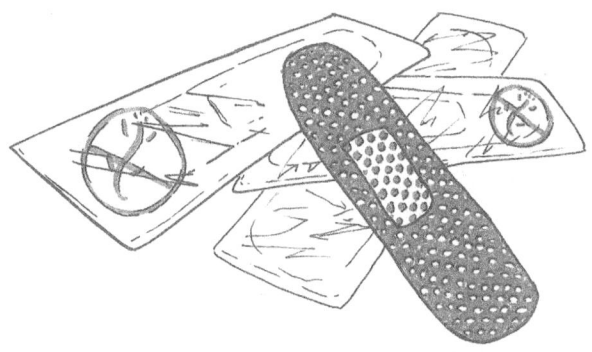

Aunque "incurable" suene muy grave, no te asustes. No es una enfermedad que acorte la esperanza de vida. Si hacemos la dieta de forma estricta no vamos a tener ninguna complicación ni riesgo de otros problemas que sí pudieran ser más graves.

¿Cuáles son los síntomas de la enfermedad?

Los posibles síntomas de la enfermedad celíaca son muchos y no son exclusivos de esta enfermedad. Eso es lo que la hace tan difícil de diagnosticar. Incluso, puede que no tengas síntomas, como en mi caso.

Antes se consideraba una sintomatología típica el niño con dolor de barriga, diarrea y/o estreñimiento, baja talla y vientre inflamado. Y se consideraba atípica la enfermedad en un adulto que no tuviera síntomas intestinales. Hoy en día, las formas atípicas se presentan mucho más frecuentemente y por eso ahora prefieren llamarlas formas clásicas y no clásicas. Los **síntomas clásicos** que facilitan el diagnóstico de la enfermedad suelen ser:

- Dolor abdominal

- Diarrea crónica o intermitente

- Falta de apetito

- Nauseas o vómitos

- Anemia asociada a ferropenia (disminución del hierro en el organismo)

Hoy en día se sabe que muchos otros síntomas pueden indicar la presencia de la enfermedad celíaca, aunque **no son exclusivos** de ésta[3]:

- Dermatitis herpetiforme. Vesículas muy pruriginosas (que pican) sobre todo en codos y rodillas

- Estomatitis aftosa (pequeñas úlceras o llagas en la boca)

---

[3] Curso de diagnóstico de la enfermedad celíaca y sensibilidad al gluten. Hospital Ramón y Cajal, Madrid. Noviembre 2014

14

- Déficits nutricionales: falta de hierro, ácido fólico, vitamina K, ferritina persistentemente baja, etc.

- Talla baja

- Irregularidad en la menstruación. Pubertad retrasada o menopausia temprana

- Problemas osteoarticulares: artritis (inflamación de las articulaciones), artralgias (dolor de las articulaciones), osteopenia (disminución de la densidad ósea) y osteoporosis (disminución de la densidad del tejido óseo que se vuelve poroso y frágil)

- Aumento de las transaminasas. Si no está asociada a un consumo de alcohol, drogas, hepatitis o tumor hepático puede ser un indicativo de Enfermedad Celíaca

- Defectos del esmalte de los dientes

- Astenia: fatiga, debilidad física y psíquica

- Alteración del carácter: niños tristes y apáticos

- Debilidad muscular

- Anorexia

- Abortos repetidos sin causas aparentes

- Infertilidad (en ambos sexos)

- Depresión

- Tiroiditis

- Migraña

- Algunos tipos de epilepsia

- Parestesia (adormecimiento de las extremidades)

También son **grupos de riesgo** de tener la enfermedad celíaca las personas con otras enfermedades autoinmunes como: artritis reumatoide, diabetes mellitus tipo I (entre el 5 y el 8% son celíacos), lupus, psoriasis, vitiligo, tiroiditis autoinmune (hipertiroidismo / hipotiroidismo, el 4% son celíacos) y otras patologías como Síndrome de Down (el 14% son celíacos).

Además de las formas con síntomas clásicos y no clásicos, hay otras variantes de la enfermedad:

- **Latente**: antes de desarrollarla.

- **Asintomática o silente** (sin síntomas): como en mi caso. Yo me puedo comer una pizza con mucho gluten y no siento nada, pero mi intestino se resiente y en la biopsia intestinal mostraba las vellosidades atrofiadas. Por eso hago mi dieta de forma estricta. Porque no lo siento, pero me hace daño y luego las complicaciones pueden ser irreversibles.

- **Refractaria**: que no mejora con la dieta sin gluten. Hay muy pocos casos.

Cuando se diagnostica un celíaco en una familia, todos los familiares directos (padres, hermanos e hijos) deben hacerse las pruebas para diagnosticar o descartar la enfermedad.

¿Cómo se diagnostica la enfermedad?

El diagnóstico ha ido cambiando en los últimos años:

ANTES	ACTUALMENTE
Enfermedad poco frecuente	Enfermedad común
Enfermedad en niños	Se presenta a cualquier edad
Síntomas intestinales	Síntomas no intestinales

Hay 3 pruebas que confirman la enfermedad celíaca, pero no siempre son necesarias todas:

1. Analítica.
2. Análisis genético.
3. Biopsia intestinal.

Voy a explicar un poco cada prueba:

Analítica.

En este análisis de sangre se miden los anticuerpos que se activan frente al gluten. Tienen unos nombres raros: antigliadina, antiendomisio, antitransglutaminasa tisular y antipéptidos deamidados de gliadina. Pero eso se lo dejamos a los médicos. Lo que tenemos que saber es que si los tenemos muy altos tenemos muchas posibilidades de tener la EC. Sin embargo, aunque son casos menos frecuentes, hay celíacos que no presentan alterados estos valores (el 20% de los celíacos tienen los anticuerpos negativos).

Por lo tanto, no es una prueba única y definitiva. Es muy importante no haber empezado la dieta sin gluten cuando nos hacen los análisis de sangre, porque cuando un celíaco hace la dieta sin gluten se normalizan estos valores y no se detecta la enfermedad.

Análisis genético.

Es una prueba no invasiva que se hace a partir de una muestra de saliva. Lo único que te dice es si tienes los genes de la enfermedad celíaca o no. Es decir, si no los tienes, nunca vas a ser celíaco. Esto es útil en familiares de celíacos para descartar la posibilidad de desarrollarla. Como es el caso de mi hijo que no ha heredado esos genes de mí y nunca tendrá la EC. Si tienes los genes, puedes llegar a desarrollarla en cualquier momento de tu vida, o no. Puedes morirte de viejito sin haberla padecido.

Algunas personas portadoras de estos genes la han desarrollado después de un parto, de un infarto, de una cirugía o incluso después de algún trauma emocional. Los principales genes asociados a la enfermedad celíaca se llaman HLA-DQ2 y HLA-DQ8. Están presentes en el 99% de los celíacos. Algunos celíacos tienen otro que se llama Half-DQ2.

El 30% de la población es portadora de los genes de la enfermedad celíaca, pero solo el 1% llega a desarrollar la enfermedad.

Si tienes los genes	Eres portador de la enfermedad celíaca. Puedes desarrollarla en cualquier momento de tu vida, pero no necesariamente. Conviene hacer controles periódicos y sobre todo en el momento de presentar síntomas relacionados con la enfermedad.
No tienes los genes	Nunca vas a ser celíaco, así que una preocupación menos.

Biopsia intestinal.

Es una prueba invasiva (endoscopia) que por lo general se hace con sedación y así no causa ninguna molestia. Te introducen un tubo por la boca, pasa por el estómago y en la primera parte del intestino delgado se toma una muestra de tejido que se analiza. Si hay lesión intestinal (inflamación) o las vellosidades del intestino están atrofiados se confirma la enfermedad. Hay algunos casos, pero muy pocos, que con una analítica determinante y un estudio genético específico se puede diagnosticar la EC sin hacer la biopsia.

En resumen: si se sospecha que tienes la enfermedad celíaca porque tienes alguno de los síntomas y/o familiar celíaco, lo primero que se hace es una analítica de sangre en donde se revisarán los valores de los anticuerpos antes mencionados y si son positivos se confirma la sospecha.

El **diagnóstico definitivo** se hace con una biopsia del intestino delgado para determinar si las vellosidades del mismo están atrofiadas. La analítica en sangre no asegura el padecer o no la enfermedad. Hasta ahora, la biopsia intestinal era la única prueba para confirmarlo. Sin embargo, se están desarrollando otros mecanismos de diagnóstico que combinando analíticas de sangre y análisis genéticos permitirán diagnosticar la enfermedad sin necesidad de realizar una biopsia. Es decir que, para ciertas combinaciones de resultados entre los análisis de sangre y los análisis genéticos, ya se puede confirmar el diagnóstico sin recurrir a la biopsia.

¿Cómo se hace el análisis genético?

El análisis genético de predisposición a la enfermedad celíaca es una prueba no invasiva que hace un laboratorio especializado a partir de una muestra de saliva.

Yo me hice el análisis genético y el de mi hijo en el laboratorio Genyca[4]. Es un laboratorio de análisis genéticos con mucha experiencia en enfermedad celíaca.

Para esta prueba necesitas la solicitud de un médico (volante médico) y luego te pones en contacto con el laboratorio. Ellos te mandan un kit por correo que te explica cómo tomar la muestra de saliva y luego hay que enviarla al laboratorio, hacer el pago y en un par de semanas te envían los resultados.

La prueba actualmente cuesta alrededor de 115 €, pero suelen ofrecer descuentos en diferentes eventos organizados por las asociaciones de celíacos.

---

[4] www.genyca.es

21

¿Cómo es la biopsia? ¿Es dolorosa?

La biopsia se hace a través de un procedimiento de **gastroscopia** (endoscopia estomacal). Meten un tubo por tu boca, que pasará por el esófago, el estómago y al llegar al intestino delgado superior toman una muestra de tejido y la analizan para ver si las vellosidades en su interior están atrofiadas. Estas vellosidades son las responsables de asimilar los nutrientes de los alimentos, así que si están atrofiadas no nos alimentamos adecuadamente.

No, no es dolorosa. El procedimiento lo hacen con un tipo de anestesia que suelen llamar "**sedación**" y no duele en absoluto. Es como si estuvieras borracho y cuando se pasa el efecto, después de una ligera siesta, no te acuerdas de nada... y no tienes resaca. Antiguamente no utilizaban sedación y muchas personas lo recuerdan como algo, molesto y desagradable, pero con sedación no notarás nada.

Hay diferentes niveles de atrofia vellositaria. Se mide según la escala Marsh, que va desde el nivel 0 que es un intestino normal sin atrofia de las vellosidades, hasta el nivel 4 donde la atrofia es total[5].

---

[5] E. García Lagarto. Diagnóstico histopatológico. Capítulo 6 del libro: Enfermedad Celíaca. Introducción al conocimiento actual de la enfermedad celíaca. Ergon.

¿Enfermedad celíaca es igual a intolerancia al gluten?

Es muy frecuente escuchar que la enfermedad celíaca es intolerancia al gluten, pero según explica el Dr. Ignacio Serrano Vela[6], no se debería llamar así.

La explicación es que una **intolerancia** es la incapacidad para digerir un alimento, como la intolerancia a la lactosa, y solo produce los síntomas de no poder digerirlo (gases, hinchazón o dolor abdominal) y simplemente hay que bajar la cantidad hasta que se tolere.

Con el gluten la verdad es que nadie lo digiere completamente y el problema en la enfermedad celíaca es que activa el sistema inmune causando inflamación intestinal, aunque la persona no tenga síntomas. Por lo tanto, no es una intolerancia.

---

[6] Dr. Ignacio Serrano Vela. Biólogo y Dr. en inmunología. Asociación de Celíacos y Sensibles al Gluten de Madrid

¿Qué es la sensibilidad al gluten?

<u>Explicación simple</u>: Los "sensibles al gluten" no son celíacos, pero tienen síntomas de la enfermedad celíaca y también deben hacer la dieta sin gluten.

<u>Más en detalle</u>: los sensibles al gluten son personas que tienen síntomas (como por ejemplo, artritis, anemia, tiroiditis, cansancio crónico, fibromialgia, etc.) y que se les han hecho las pruebas de enfermedad celíaca y han dado resultados negativos. Es decir, no tienen anticuerpos elevados en la analítica de sangre, no son portadores de los genes asociados a la enfermedad celíaca y la biopsia del intestino no presenta inflamación o atrofia de vellosidades. Sin embargo, retirando el gluten de su dieta los síntomas mejoran o desaparecen totalmente. Si se vuelve a introducir el gluten en su dieta, reaparecen esos síntomas.

"La sensibilidad al gluten no celíaca", como explica el Dr. Carlos Isasi Zaragozá, reumatólogo del hospital Puerta de Hierro en Madrid, aún no está en los libros de medicina, sino en publicaciones. Es una definición bastante reciente que dice que solo pocos centros en el mundo están trabajando en ella. La sensibilidad al gluten provoca síntomas similares a la enfermedad celíaca, pero cuando hacen las pruebas de diagnóstico de la enfermedad celíaca son negativas. El Dr. Isasi, describe a sus pacientes diagnosticados de sensibilidad al gluten como personas que llevan muchos años mal, la mayoría son mujeres, con fibromialgia, cansancio generalizado, dolores, etc. "Hechas polvo" como él mismo las describe. Puede que en algún momento de su enfermedad les hayan hecho las pruebas de diagnóstico de la enfermedad celíaca y hayan resultado negativas, por lo cual siguen consumiendo gluten y siguen mal. Al empezar la dieta sin gluten mejoran notablemente o se curan.

Lo malo de la sensibilidad al gluten es que **no hay una prueba que certifique su diagnóstico,** sino que se hace por descarte. El diagnóstico lo debe hacer un médico y se deben hacer las pruebas de enfermedad celíaca y otras que permitan descartar otras causas de los síntomas que se tienen.

Se estima que afecta al 6% de la población. Un porcentaje más alto que los celíacos.

La *Asociación de Celíacos de Madrid* cambió su nombre a *Asociación de Celíacos y Sensibles al Gluten* para incluir a este colectivo. En su web[7] hay mucha información útil sobre estas enfermedades.

En investigaciones recientes se está estudiando la posibilidad de que no sea el gluten sino algún otro componente del trigo lo que cause problemas a las personas con este problema. Aún queda mucho por estudiar al respecto.

---

[7] www.celiacosmadrid.org

¿Qué es la alergia al gluten?

La alergia al gluten afecta a menos personas (1 por cada 1000). En la alergia al gluten los síntomas empiezan de inmediato al comer el alimento y en la enfermedad celíaca no necesariamente. Los síntomas pueden incluir, ahogo, asfixia y hasta un shock anafiláctico que no se producen en los celíacos. Ignacio Serrano-Vela, Biólogo y Doctor en Inmunología, Responsable de Investigación y Formación de la Asociación de Celíacos y Sensibles al Gluten de Madrid, explica que la alergia podría no ser al gluten sino a al trigo. Al hacer dieta sin gluten estás eliminando el trigo, pero el trigo además del gluten tiene otros componentes que podían causar la alergia. El diagnóstico lo hace un alergólogo a través de pruebas de exposición al trigo.

La alergia puede ser de varios tipos:

- Alergia de contacto que produce urticaria.

- Alergia respiratoria que produce rinitis o la llamada "asma del panadero" en personas que trabajan en panaderías y están respirando harina de trigo todo el tiempo.

- Alergia alimentaria que produce reacciones cutáneas, respiratorias, digestivas o anafilaxia.

- También existe la anafilaxia inducida por ejercicio dependiente del trigo. Es decir, personas que ingieren pasta y/o pizza y en un par de horas salen a correr y les da urticaria o peor aún, anafilaxia. Puede ser producida por el consumo de trigo en personas con este tipo de alergia y pocas veces lo asocian a este cereal.

La alergia se cura bajando el consumo de gluten hasta un nivel que se tolere.

Yo tengo una buena amiga que es alérgica al trigo y de vez en cuando tiene brotes de aftas en la boca (llagas). Deja de comer trigo un tiempo y se cura. Luego puede comer poco durante un tiempo y cuando abusa aparecen de nuevo las aftas. Por sentido común, si yo fuera alérgica al trigo y hubiera tenido síntomas de ahogo, lo eliminaría completamente de mi dieta.

¿Qué es la dermatitis herpetiforme?

Es una manifestación de la enfermedad celíaca en la piel, en la que aparecen vesículas muy pruriginosas (que pican) sobre todo en zonas de roce como codos y rodillas. Entre el 1% y 6% de los celíacos tienen este tipo de dermatitis.

El diagnóstico se hace con una biopsia de piel sana. Las manifestaciones son crónicas y recurrentes, pero entre un 10 y un 15% pueden presentar una remisión espontánea[8].

Existen medicinas que **alivian las lesiones** rápidamente hasta que la dieta sin gluten haga efecto.

---

[8] C. Bousoño García. Manifestaciones extra-digestivas de enfermedad celíaca en la infancia. Capítulo 4. Libro: Enfermedad Celíaca. Presente y futuro. Ergon.

Enfermedad celíaca y autismo

Hay muchos estudios que aseguran que una dieta sin gluten y sin caseína (una proteína de la leche) mejora el cuadro de niños autistas. Según la web de NFCA (National Foundation for Celiac Awareness)[9] dos tercios de los individuos estudiados con autismo muestran al menos algún tipo de mejoras al seguir una dieta sin gluten y sin caseína.

En un artículo[10] publicado por la Asociación de Celíacos y Sensibles al Gluten de Madrid, se describe el caso de un niño con sensibilidad al gluten no celíaca que se manifiesta con un cuadro de autismo y que llegó a **curarse** con una dieta sin gluten y sin lácteos. Inicialmente no se sabía que el niño era sensible al gluten y se le diagnosticó después de ser diagnosticada su madre por un cuadro de fatiga crónica y fibromialgia.

Por otra parte, la Asociación de Celíacos en el Reino Unido (Coeliac UK) explica en su web[11] que, hasta la fecha, estos estudios se han realizado a una escala muy pequeña con lo cual no se puede recomendar a todos los celíacos seguir una dieta sin gluten y sin caseína como norma, aunque hay que considerar los casos descritos en donde se demuestran mejoras, pero siempre hacer un estudio de forma individual. Es importante considerar que muchos autistas tienen una dieta bastante selectiva o restrictiva y muchos son reacios a los cambios, por lo que esto debe hacerse de forma estudiada.

---

[9]   http://www.celiaccentral.org/Celiac-Disease/Related-Conditions/Autism-and-Celiac-Disease/37/
[10]

https://www.celiacosmadrid.org/docus/rc/2014_alonso_et_al_resumen.pdf
[11]   https://www.coeliac.org.uk/coeliac-disease/associated-conditions-and-complications/autism/

Como conclusión, si yo tuviera un niño autista, es un tema que investigaría y preguntaría a los médicos que han tenido experiencia con estos estudios.

¿La enfermedad celíaca es hereditaria?

Sí, los descendientes de celíacos tienen más riesgo de padecer la enfermedad.

Cuando se diagnostica a una persona se recomienda que los familiares directos (padres, hijos y hermanos) se hagan una analítica de sangre para revisar los valores de los anticuerpos de la enfermedad. Si salen negativos significa que en ese momento no tienen la enfermedad celíaca, pero no se descarta que puedan desarrollarla en el futuro. Si salen positivos se debería hacer la biopsia aunque no se tengan síntomas.

Si salen negativos se pueden hacer el análisis genético para ver si el familiar tiene la predisposición genética que indica que podría desarrollar la enfermedad celíaca. En mi caso, cuando me diagnosticaron la enfermedad, le hice la analítica a mi hijo y salió negativa. Luego le hice el análisis genético y también salió negativo con lo que se confirma que no desarrollará la enfermedad.

La analítica de sangre la puede solicitar cualquier médico de cabecera o pediatra. La biopsia intestinal y análisis genéticos los suele solicitar el digestivo. El análisis genético lo debe hacer un laboratorio especializado, tal como se mencionó anteriormente.

Seguimiento de la enfermedad

Es importante que la persona celíaca que sigue una dieta sin gluten se una haga analítica de forma periódica. A mí me la hacían **cada 6 meses los primeros 3 años y ahora ya me la hacen una vez al año**. En la analítica, los anticuerpos al gluten deberían ser negativos. Hay celíacos que, a pesar de hacer la dieta de forma correcta, los valores tardan bastante en salir negativos. Un valor positivo podría ser señal de trasgresiones en la dieta. Pueden ser voluntarias, en gente que se salta la dieta, o involuntarias, cuando alguien que te prepara la comida está usando ingredientes con gluten o no cuida la contaminación cruzada.

Comer pequeñas cantidades de gluten todos los días es tan malo como comer un alimento con gluten, porque esas pequeñas cantidades mantienen el intestino inflamado y no dejan que se cure.

¿Es conveniente afiliarse a alguna asociación de celíacos?

Yo siempre lo recomiendo. Es el primer sitio a donde deberíamos acudir después de ser diagnosticados y no a los foros de Internet. En España hay asociaciones de celíacos en todas las comunidades autónomas. Para mí ha sido de gran ayuda afiliarme. Es una fuente de información confiable, un grupo de personas que luchan por tus derechos, que trabajan para conseguir fondos para beneficio del colectivo celíaco y que financian proyectos de investigación.

La Asociación de Celíacos y Sensibles al Gluten de Madrid, que es a la que estoy afiliada, ofrece semanalmente una charla para los recién diagnosticados: "Enfermedad celíaca y dieta sin gluten" y otra quincenal: "Manejo de la enfermedad celíaca". Son gratuitas y no hace falta que estés registrado en la asociación para poder asistir. Luego, cuando te afilias, te entregan varios libros y folletos que son un buen material para empezar a entender la enfermedad, entre los que se incluye la "**Lista oficial de alimentos aptos para celíacos**" que también está disponible en una app para el móvil.

Entre las actividades que realizan están:

- Clases de cocina sin gluten y diferentes talleres para adultos y niños

- Charlas sobre diferentes aspectos de la enfermedad: avances en investigación, comer fuera de casa, etc.

- Venta de lotería de navidad cuyo donativo se destina íntegramente para financiar proyectos de investigación

- Asesoría psicológica, médica y de nutrición para sus asociados

- Organización de eventos para el colectivo celíaco
- Acuerdo de colaboración para restaurantes y formación para el personal

No hace falta vivir en la Comunidad de Madrid para registrarse en la Asociación de Celíacos y Sensibles al gluten de Madrid (ver Anexo de Asociaciones).

Actitud positiva ante todo

Después del diagnóstico de la enfermedad, puedes experimentar toda una serie de sentimientos negativos: rabia, dolor, incredulidad, frustración. Te preguntarás: ¿por qué a mí? Dirás: "No podré vivir sin el pan". Si es a tu hijo te entrarán otra serie de miedos: "No podrá ir a fiestas ni campamentos", "lo van a discriminar", "se va a sentir un bicho raro". Es normal que te entren todo tipo de miedos porque estás ante una situación nueva y desconocida, pero yo que he pasado por esto y conozco a muchos que han pasado por lo mismo solo quiero transmitirte un mensaje tranquilizador. **No es tan malo como parece. Todo mejora con el tiempo.** Y aunque no te lo creas, llega un momento en el que hay días que no piensas en ello ni una sola vez, aunque sigas comiendo 3 veces diarias. Todo se aprende, hasta a ser feliz sin pan. Créeme. Además, siempre estará el pan sin gluten.

Dieta sin gluten

Actualmente, el único tratamiento que existe para la enfermedad celíaca y la sensibilidad al gluten es la dieta sin gluten. Una dieta que, si se hace de forma correcta, permite la recuperación del intestino, hace que los síntomas desaparezcan y disminuye las posibilidades de otras enfermedades en el futuro.

Podemos decir que en España la mayor parte de los eventos sociales, por no decir todos, giran en torno a la comida. Con lo cual un cambio en la dieta presenta retos a nuestra vida social. Sin embargo, no tendremos que limitarla sino adaptarla a nuestras nuevas necesidades.

Nunca me he privado de cenas, eventos o viajes, aunque sospeche que no habrá nada sin gluten para comer. Siempre he encontrado alternativas para poder disfrutar igual que el resto. En las ocasiones en las que no he podido, he aprendido a disfrutar de muchas otras cosas además de la comida, como la buena compañía, la conversación, la música, la decoración, el paisaje, etc.

Yo, cuando tengo dudas de si pasaré hambre, como algo antes de salir y me enfoco en disfrutar de la buena compañía. Muchas veces me han sorprendido gratamente y he terminado cenando dos veces. ;-)

¿Cómo es la dieta sin gluten?

El gluten está presente en cereales como el trigo, cebada, centeno, avena y las variedades de estos, pero no basta con eliminarlos de nuestra dieta. Muchos productos de elaboración industrial o incluso artesanal, contienen gluten porque tienen ingredientes que lo incluyen o porque se han elaborado en una fábrica en donde se producen también alimentos con gluten y se han "contaminado". La harina de trigo y el almidón de trigo se utilizan como espesantes en muchos alimentos. El gluten puede estar presente en embutidos, yogures, gelatinas, colorantes, etc. Así que hay mucho por aprender en este tema, sobre todo al principio porque el gluten se esconde en muchos alimentos.

Alimentos permitidos

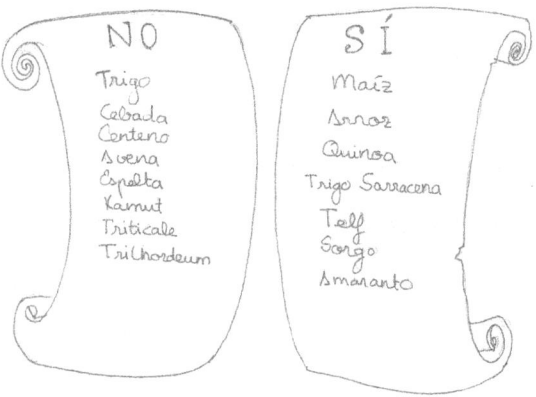

La dieta sin gluten tiene la ventaja de que puede ser una dieta muy **saludable**. Si evitas los alimentos industriales y preparas todo en casa no solo evitarás el gluten sino un montón de aditivos, colorantes y grasas saturadas. Está muy bien alimentarse de productos básicos como carnes, pescados, verduras, legumbres, frutas, maíz, arroz, patatas, especias, y preparar tus propios panes y repostería.

Claro, esto es más fácil decirlo que hacerlo. La verdad es que la dieta sin gluten hecha en casa es saludable, pero da más trabajo.

Los alimentos "industriales" sin gluten (panes, bollería, golosinas, platos precocinados, etc.) ahorran tiempo de elaboración, pero son caros y no son necesariamente sanos. Aunque no tengan gluten pueden, igual que los alimentos normales, tener grasas saturadas, mucha sal, azúcar y aditivos para compensar la falta de gluten.

Es muy difícil conseguir un 0% de gluten en los alimentos industriales etiquetados "sin gluten". La mayoría, tienen una cantidad tan pequeña que son bien tolerados por los celíacos, pero algunas personas sensibles al gluten no toleran ni la menor cantidad de esta proteína. La dieta sin gluten ideal es aquella basada en ingredientes que por su naturaleza no contienen gluten, evitando el abuso de los productos industriales etiquetados sin gluten.

Pero seamos **realistas**, hay que buscar un equilibrio. Yo preparo casi todos mis alimentos, pero compro algunos elaborados para facilitarme la vida. A veces hago mi pan y a veces compro uno ya hecho. Igual con las magdalenas, bizcochos, etc. Ni radicales con la salud, ni esclavos de la cocina.

¿Puedo comer avena?

La avena es un caso especial. Hasta hace poco se prohibía el consumo de la avena en las dietas sin gluten, pero eso está cambiando. La avena tiene gluten pero en mucha menos cantidad que el trigo. Se cree que el daño que produce la avena no es por el gluten que contiene sino por la contaminación cruzada, porque se produce en campos junto al trigo o cebada y se procesan en las mismas maquinarias. El grano de avena se parece al de cebada, por esto muchas veces se procesan en las mismas instalaciones.

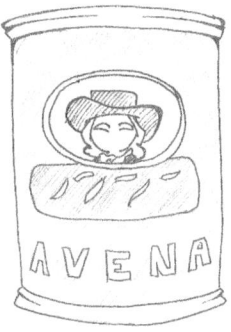

Se ha demostrado que la avena es tolerada bastante bien por los celíacos, sin embargo a otros les hace daño. Actualmente, se está cultivando avena que no está contaminada con otros cereales y se empiezan a encontrar productos etiquetados con avena pero "sin gluten". Si vas a consumir avena tiene que ser la que dice "sin gluten".

La dieta sin gluten **ideal** es aquella basada en ingredientes que por su naturaleza no contienen gluten, evitando el abuso de los productos industriales etiquetados sin gluten.

¿Debo empezar la dieta a la menor sospecha de que tengo la enfermedad?

No, todo lo contrario. Hay que hacer las pruebas médicas y confirmar el diagnóstico de la enfermedad antes de empezar la dieta sin gluten. De lo contrario, si eres celíaco y hacer la dieta, tu intestino mejorará y podrías enmascarar la enfermedad. Es decir, si comienzas la dieta, tu intestino mejora y si te hacen la biopsia del intestino, que es la prueba para confirmar la enfermedad, podría mostrar un intestino sano cuando realmente sí eres celíaco.

Si sospechas que tienes la enfermedad habla con tu médico para hacerte las pruebas. Si tardan mucho en hacértelas y estás muy mal con los síntomas, habla con la asociación de celíacos de tu provincia o comunidad autónoma para ver si ellos pueden ayudarte a acelerar el proceso.

¿Por dónde empiezo?

Por no desesperarte. Antes de ponerte a leer todo en Internet sin saber por dónde empezar, **lo primero que debes hacer es** ponerte en contacto con la asociación de celíacos de tu provincia o comunidad autónoma.

Estas organizaciones suelen prestar ayuda a sus asociados y a los celíacos en general. Organizan charlas y ofrecen mucha información.

La mayoría de las asociaciones cobran una cantidad anual (alrededor de 50 €) para ser socio y disfrutar de ciertos beneficios. Es un dinero bien invertido porque te dan mucho material escrito, ofrecen charlas, cursos de cocina, información sobre la dieta, asesoría médica y psicológica entre otros. También te mantienen informado sobre restaurantes y nuevos productos sin gluten. Las páginas web de las asociaciones también ofrecen mucha información útil gratis (ver sección *Asociaciones*).

Cuando te registras en alguna de las asociaciones que hay en España, te harán llegar un libro llamado "**Lista de productos sin gluten**" y también uno pequeñito que se llama "Chiquilista" para los más pequeños. También te darán acceso a una aplicación móvil para que lleves la lista en tu móvil y no tengas que cargar el libro en el bolso. Esta lista es un buen sitio para empezar.

Al principio, la dieta será muy limitada mientras aprendes a hacerla bien y luego, a medida que aprendas qué alimentos puedes tomar y cómo debes prepararlos, tu dieta irá mejorando y será más variada. Los primeros días deberás basar tu alimentación en alimentos sin procesar: carne, pollo, pescado, frutas, verduras, leche, yogures naturales, etc. Luego irás ampliando la dieta con otros productos que vayas descubriendo.

Recomendaciones:

- Deshazte de la harina de trigo que tengas en casa. La harina es algo que contamina muy fácilmente el resto de los alimentos. A partir de ahora en tu cocina sólo debería haber harina sin gluten. Regala la que tengas a tu vecino(a) preferido(a).

- Puede haber pasta, pan y bollería normal para el resto de los habitantes de la casa. Si están empaquetados, no contaminarán a los alimentos sin gluten. Separa los alimentos. Si tienes mucho espacio, divide la alacena en dos zonas claramente identificadas. Si eres como la mayoría, que no tenemos mucho espacio, puedes combinar los alimentos con gluten y sin gluten en la misma despensa, pero mete los alimentos sin gluten en una caja, que podrás forrar o decorar e identificar con una etiqueta SIN GLUTEN. O también puedes meter en una caja los alimentos con gluten. En mi casa TODO es sin gluten excepto la pasta, galletas y el pan de molde para los no-celíacos de la casa. También hay cerveza en la nevera, pero no contamina al resto de alimentos. Por cierto, existen varias marcas de cerveza sin gluten. Puedes leer en el blog el artículo "Cata a ciegas de cervezas sin gluten" (busca "cerveza" en el recuadro de "Búsqueda).

- Compra solo un paquete de pan, harina y pasta sin gluten. No compres demasiados al principio porque hay que ir probando marcas hasta que encuentres la que más te guste. Bueno, en algunos lugares no hay mucha variedad y solo tenemos una opción, pero luego aprenderás a hacer tus propios panes, tartas y otros alimentos. La primera vez que compré y probé un pan de molde lloré de lo malo que era y de pensar que ese iba a ser mi pan de ahí en adelante. Era muy arenoso, se rompía en pedazos y costaba tragarlo. En ese momento me sentí fatal, pero ahora sé que hay muchas marcas, unas mejores que otras, algunas muy buenas y hasta he aprendido a hacer mi propio pan casero, que también me dio trabajo cogerle el punto.

- Hazte con una lista de alimentos aptos para una dieta sin gluten. La "Federación de Asociaciones de Celíacos de España" (FACE)12 elabora y publica la guía de alimentos aptos para una dieta si gluten. La federación y las asociaciones que la forman, analizan cientos de alimentos industriales cada año y certifican la ausencia de gluten y los publican en su guía. Otras asociaciones que no pertenecen a FACE también elaboran su propia lista de alimentos certificados sin gluten. También hay disponibles aplicaciones para teléfonos móviles en donde podrás descargar información útil para celíacos.

Pero mi mejor sugerencia es <u>busca el consejo de los expertos</u>. Lee mucho y luego pregunta a tu médico y a las personas que pueden asesorarte en las asociaciones y, ante todo, sentido común.

---

[12] www.celiacos.org

¿Por qué debo hacer la dieta sin gluten si no tengo síntomas?

Los celíacos que tienen síntomas y se sienten mal al ingerir gluten, tienen un aliciente bastante obvio para hacer la dieta. Pero ¿qué pasa con las personas que, como yo, no tenemos síntomas? Yo me puedo comer una pizza normal y no sentir ninguna molestia, pero mi intestino se inflamará y un estado permanente de inflamación hará que tenga muchas más posibilidades de desarrollar otras enfermedades como diabetes, artritis reumatoide, lupus y hasta cáncer de intestino.

Voy a ser bastante categórica es este momento. Los celíacos no podemos ingerir nada de gluten. **NADA. CERO**. Ni una miga de pan. Muy pequeñas cantidades, estoy hablando de 20 miligramos por kilo, consumidas de forma regular mantienen nuestro intestino inflamado y aumentan la posibilidad de desarrollar problemas más graves. Es un efecto acumulativo que puede no presentar síntomas de forma inmediata, pero sí problemas graves a mediano y largo plazo.

Los alimentos industriales etiquetados "sin gluten" contienen cantidades muy pequeñas de esta proteína. Tan pequeñas, que pueden incluirse en la dieta sin que causen daño, pero no podemos basar la dieta en estos alimentos. Lo mejor es basar la dieta en alimentos naturalmente sin gluten (verduras, frutas, carnes, pescado, arroz, huevos, patatas, lácteos, legumbres, maíz, etc.) y complementar con alimentos procesados sin gluten pero sin abusar de ellos. Bueno, en realidad esto es válido también en la dieta de cualquier persona.

La dieta sin gluten en personas sin síntomas se hace para prevenir complicaciones futuras.

¿Se recomienda la provocación por gluten?

A veces, es muy fácil diagnosticar la enfermedad celíaca: el análisis de sangre dice que tienes elevados los anticuerpos al gluten, el análisis genético dice que eres portador de los genes y la biopsia dice que tienes las vellosidades atrofiadas. Pero somos personas, todos somos diferentes y las enfermedades no son matemáticas exactas. Así que, en ocasiones, en algunas personas, sobre todo en bebés muy pequeños, se hace un diagnóstico de la enfermedad celíaca sin tener un 100% de seguridad. La persona mejora y después de años con dieta sin gluten, algunos médicos recomendaban la provocación por gluten, es decir, incorporar de nuevo el gluten en la dieta. Si el paciente presentaba síntomas se confirmaba el diagnóstico y la dieta sin gluten era para toda la vida. Pero se detectaron casos en los que los pacientes no presentaban síntomas inmediatamente y volvían a comer con gluten y años después, presentaban cuadros mucho más graves e irreversibles (osteoporosis, cáncer de intestino, etc.).

Por lo tanto, hoy en día **no se recomienda** que los celíacos ingieran gluten a pesar de no tener síntomas.

¿Voy a engordar o voy a adelgazar con la dieta sin gluten?

Depende. Engordas si comes mucho y si no comes mucho, no. Pero ¿cuánto es mucho?

Se engorda cuando la ingesta calórica es mayor que el gasto energético, no hay misterios en esto. Si la persona estaba baja de peso porque no absorbía los nutrientes, al hacer la dieta se regeneran las vellosidades del intestino que absorben dichos nutrientes y podría comenzar a ganar kilos. Si estabas gordito por comer mucha bollería industrial, pasta y pizza y las eliminas de tu dieta, perderás kilos. Sin embargo, si haces la dieta celíaca, pero te hinchas de pan, pasta, pizzas y bollería industrial sin gluten con muchas grasas, engordarás aunque sea sin gluten.

El mito de que la dieta sin gluten adelgaza, es precisamente eso, UN MITO.

En mi caso no perdí kilos ni engordé al hacer la dieta. Es cierto que al principio no comía casi pan, pizzas ni pastas con lo que la ingesta de carbohidratos bajó, pero no pasaba hambre y lo sustituía con otros alimentos (patatas, arroz, etc.). Durante mis últimas vacaciones (navidades) engordé unos kilos porque en lugar de desayunar cereales sin gluten y frutas como hago habitualmente, desayunaba pan sin gluten con queso de cabra y mermelada todos los días. Lógico que engorde, pero es que eran productos de la zona que estaban buenísimos.

Etiquetado sin gluten

La Asociación de Celíacos de Aragón ha publicado un documento muy completo sobre el etiquetado de los alimentos sin gluten. Puedes consultarlo en su web[13].

Como este libro pretende ser una guía rápida y práctica para principiantes, voy a resumir lo más importante sobre el etiquetado sin gluten y te invito a leer más sobre el tema en el documento recomendado.

Alimentos que podemos comprar sin leer la etiqueta.

Hay alimentos que son sin gluten por naturaleza y podemos consumirlos sin fijarnos en las etiquetas como por ejemplo: carne, pollo, pescado, huevos, frutas, verduras frescas o congeladas, legumbres, leche, agua, arroz, maíz, azúcar, sal, mantequilla, aceite, café, jamón serrano, jamón de york (el que dice *calidad extra*), cecina, frutos secos, aceitunas, alimentos en conserva al natural o en aceite de oliva, mermeladas, yogur natural (el blanquito, normal o azucarado) y bebidas como refrescos, vino, cava y zumos de frutas. Patatas de bolsa tipo chips, siempre y cuando los ingredientes sean únicamente patatas, aceite y sal. Palomitas siempre y cuando los ingredientes sean: maíz, aceite y sal. Con respecto a las carnes, son piezas compradas en carnicería que no están envasadas. Igual para los pescados.

Para el resto de alimentos hay que mirar las etiquetas.

13

http://www.celiacosaragon.org/wp/pdf/ETIQUETADO%20SIN%20GLUTEN.pdf

Hay que evitar los alimentos que contengan entre sus ingredientes:

- Trigo

- Cebada

- Centeno

- Avena

- Espelta

- Kamut

- Triticale

También los derivados de dichos cereales: harinas, féculas, almidones, proteínas, malta, espesantes, sémola, etc. Si no se indica el cereal de procedencia de una harina, almidón, malta, etc. no debemos consumirlo.

Hay algunos **derivados** de los "cereales prohibidos" que **SÍ** pueden consumirse:

- Jarabes de glucosa a base de trigo, incluida la dextrosa

- Maltodextrinas a base de trigo

- Jarabes de glucosa a base de cebada

- Cereales utilizados para hacer destilados alcohólicos, incluido el alcohol etílico de origen agrícola

- Es posible que algún alimento diga "trigo o almidón de trigo" en sus ingredientes y diga SIN GLUTEN. Esto es porque tiene una cantidad de gluten inferior a 20 ppm (partes por millón). Los celíacos y sensibles al gluten pueden consumirlo, pero no debe ser consumido por los alérgicos al trigo.

La leyenda *"puede contener trazas de gluten"* la usan los fabricantes para evitar problemas cuando no le han hecho los análisis de ausencia de gluten a sus productos. Se utiliza en alimentos cuyos ingredientes no contienen gluten, pero su procesamiento o envasado se hace en plantas donde se procesan alimentos con gluten y podrían contaminarse.

Aditivos:

Los aditivos, son sustancias que se agregan a los alimentos para mejorar sus características: olor, sabor, duración, etc. Son esos ingredientes que aparecen con una letra E seguida de un número. Esta es una codificación europea de los aditivos alimentarios de la Autoridad Europea para la Seguridad de los Alimentos (European Food Safety Authority - EFSA).

Entre estos aditivos tenemos que evitar los almidones modificados que se utilizan como espesantes desde el E-1404 al E-1451 porque pueden contener gluten.

Alérgenos:

La actual legislación (Real Decreto 2220/2004[14]) obliga a destacar entre sus ingredientes, en negrita, por ejemplo, los siguientes alérgenos o a mencionar la presencia de ellos si no aparecen en los ingredientes:

- Cereales que contengan gluten y productos derivados.
- Crustáceos y productos a base de crustáceos.
- Huevos y productos a base de huevo.
- Pescado y productos a base de pescado.
- Cacahuetes y productos a base de cacahuete.
- Soja y productos a base de soja.
- Leche y sus derivados.

---

[14] http://www.boe.es/boe/dias/2004/11/27/pdfs/A39355-39357.pdf

- Frutos de cáscara: almendras, avellanas, nueces, anacardos, pacanas, castañas de Pará, pistachos, nueces de macadamia, nueces de Australia, y productos derivados.

- Apio y productos derivados.

- Mostaza y productos derivados.

- Granos de sésamo y productos a base de granos de sésamo.

- Anhídrido sulfuroso y sulfitos en concentraciones superiores a 10mg/kg o 10 mg/l expresado como SO2.

- Altramuces.

- Moluscos o productos a base de moluscos.

Por ejemplo, en la etiqueta del **vino** no se mencionan los ingredientes, pero se indica: *"contiene sulfitos"*.

Etiqueta Sin Gluten y Espiga barrada

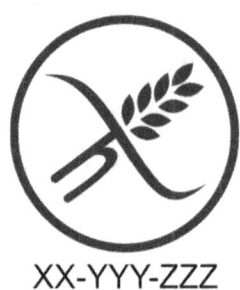

XX-YYY-ZZZ

En Europa, la etiqueta SIN GLUTEN la pueden utilizar los fabricantes en los alimentos que después de un análisis se determine que **contiene menos de 20 ppm** (partes por millón, es decir: menos de 20 mg por kilo). Cada fabricante puede usar su propio logo "Sin gluten".

Muchas cadenas de supermercados, como por ejemplo Mercadona, Ahorramás y Supercor, utilizan su propio sello SIN GLUTEN en la parte frontal del producto para que sea más fácil la identificación de productos aptos y no tengamos que leer los ingredientes.

Una práctica que se ha hecho en algunos casos, que actualmente no está permitida por la legislación, es etiquetar SIN GLUTEN un alimento que por naturaleza no contiene gluten. Por ejemplo una botella de agua, un litro de leche o una caja de fresas no debe decir "SIN GLUTEN". Esta práctica la han hecho algunos supermercados o fabricantes para que los consumidores se decanten por su marca y no por otra, pero es una estrategia de marketing poco ética, que induce a la confusión.

La etiqueta "**Bajo contenido de gluten**" la pueden usar los alimentos que contengan menos de 100 ppm, pero los celíacos y sensibles al gluten no debemos consumir estos alimentos.

La espiga barrada es un símbolo que se usa internacionalmente para indicar que un producto es sin gluten. En Europa está regulado por la AOECS (Asociación de Sociedades Europeas de Celíacos) y tiene que tener abajo el código del número de registro.

Etiqueta FACE sin gluten.

La Federación de Asociaciones de Celíacos (FACE) otorga el sello *FACE sin gluten* a los **fabricantes** que cumplen una serie de requisitos. Entre ellos, el alimento no debe contener más de 10 ppm de gluten.

Todos los socios de las asociaciones pertenecientes a FACE reciben la lista de los alimentos aptos que ellos elaboran. Actualmente se entrega en formato impreso (libro) y en formato electrónico a través de una app móvil denominada *Facemovil*.

La Asociación de Celíacos y Sensibles al Gluten de Madrid también hace análisis de contenido de gluten a alimentos de forma regular y los incluye en su propia lista de alimentos aptos, disponible para todos sus socios en papel y en formato electrónico a través de una app móvil llamada SinGlu10.

La Asociación de Celíacos de Cataluña y la Agencia Catalana del Consumo han creado un símbolo "apto para celíacos" para hacer más fácil la identificación de este alérgeno en el etiquetado.

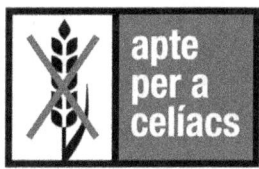 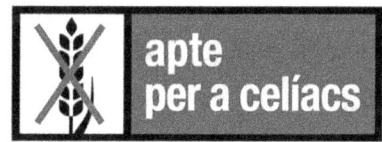

Recomendaciones

Lee las etiquetas.

Algunos fabricantes pueden cambiar sus ingredientes o procesos de elaboración en cualquier momento y no informar a las entidades correspondientes, con lo cual conviene leer los ingredientes aunque sea un producto que hayamos consumido anteriormente. Los fabricantes están obligados a informar de la presencia de gluten entre los alérgenos que contiene su producto en su etiqueta.

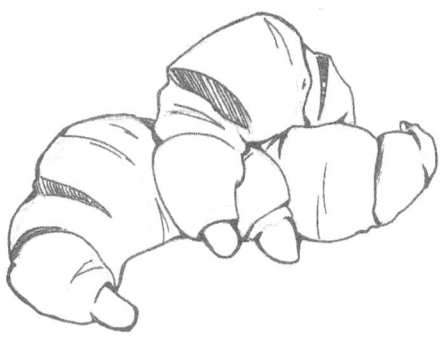

No abuses de los alimentos industriales elaborados para celíacos porque aunque contengan menos de 200 miligramos por kilo, si sumas muchos de ellos podrías pasar a estar ingiriendo cantidades tóxicas para un celíaco y dañar tu intestino. La dieta sin gluten ideal se basa en alimentos que por su naturaleza no contienen gluten. Los alimentos especiales para celíacos (bollería, panes, pasteles y galletas sin gluten), deben ser productos ocasionales.

¿Por qué los alimentos sin gluten son tan caros?

Hay varias razones.

La principal es la oferta y la demanda. Aunque cada día se diagnostican más casos de enfermedad celíaca y sensibilidad al gluten, seguimos siendo una minoría.

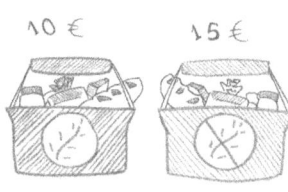

Otra razón es que no puedes elaborar pan y pasteles sin gluten en una panadería tradicional. En un horno de pan u obrador, la harina de trigo está hasta en el aire y se cuela en todas las rendijas de todos los aparatos de la cocina y en la ropa del personal, con lo cual, aunque hagamos un pan con harina de otros cereales sin gluten, el pan estará contaminado con pequeñas partículas de trigo. Por lo tanto, se requiere un local único y exclusivamente para productos sin gluten en donde no entre ningún producto con gluten. Tener un local exclusivo para productos que consume una minoría y con materias primas caras, no es tan rentable como una panadería tradicional.

También influye el origen de la materia prima. En España, hay producción de arroz y maíz, pero poca de otros cereales o pseudo cereales sin gluten como el trigo sarraceno, quinua, teff, amaranto, mijo, etc. Los costes de importación aumentan el precio final.

En los restaurantes, si tienes que comprar un horno o freidora adicional para alimentos sin gluten, o habilitar un área adicional para manipularlos, esto implica aumento de costes, que afortunadamente muchos restaurantes asumen, porque saben que un celíaco lleva a toda su familia.

Afortunadamente, esto va mejorando con el tiempo y cada vez encontramos más productos sin gluten con precios más competitivos.

¿Al hacer la dieta sin gluten estoy perdiendo nutrientes importantes?

No. Una dieta sin gluten, pero balanceada y bien hecha no tiene ningún problema nutricional o carencia.

La dieta sin gluten suele ser más baja en fibra pero lo puedes contrarrestar comiendo muchas frutas, verduras, arroz integral, etc.

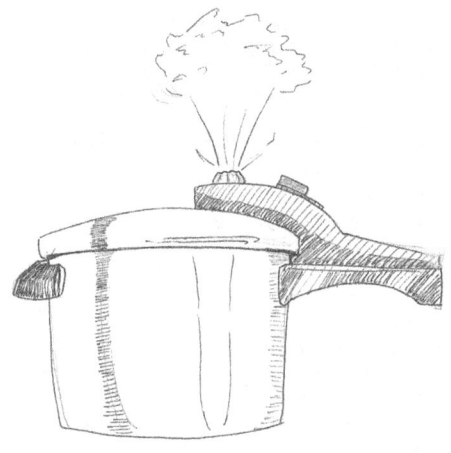

¿Cómo sabré si estoy haciendo bien la dieta sin gluten?

Escucha a tu cuerpo.

Si tenías síntomas y se te quitan todas las molestias lo más posible es que la estás haciendo bien.

Si esporádicamente tienes molestias más leves que antes, puede que aún estés ingiriendo pequeñas cantidades de gluten. No es como una dieta para adelgazar que puedes tomar de vez en cuando un poquito de lo que engorda. Pequeñas cantidades diarias de gluten, muy pequeñas, estoy hablando de miligramos, pueden hacer que tu intestino siga inflamado y no permitan que se cure totalmente.

Si no tienes síntomas, la forma de saber si haces bien la dieta es con los controles médicos. A mí me hacían una analítica cada 6 meses y siempre me salían negativos los anticuerpos del gluten. Ahora ya me hacen las analíticas una vez al año. Es una buena señal, pero no desesperes, a veces se tarda un tiempo en que las pruebas salgan negativas. En ese caso, deberías pedir ayuda a un experto para que revise posibles errores o descuidos en la elaboración de tu dieta.

¿Al cocinar los alimentos se elimina el gluten?

No. Ninguna técnica de cocción modifica la cantidad de gluten de un alimento. El gluten va a estar allí sin importar si el alimento se ha horneado, frito, hervido o congelado.

¿A que este capítulo os ha resultado fácil? :-)

¿Qué es la contaminación cruzada?

Una de las cosas más importantes de la dieta sin gluten es evitar la contaminación cruzada. Si tienes un pan sin gluten y lo cortas con un cuchillo con el que has cortado pan normal (de trigo) sobre una tabla llena de migas de pan normal, estás contaminando tu pan sin gluten. Una sola miga de pan puede estropear tu dieta. Si las harinas de maíz y arroz se hacen en un molino en el que se ha molido trigo, se contaminan. Si fríes tus patatas en una sartén donde se fríen croquetas, estás contaminando las patatas (ver "patatas fritas" en el capítulo de "Comer fuera").

Trucos para evitar la contaminación al cocinar en casa:

- Cuando prepares pasta, utiliza ollas y cucharones diferentes para los alimentos "con" y "sin". Por otra parte, si solo tienes un colador, pon la pasta sin gluten unos minutos antes que la normal para colarla primero.

- Dos tablas de colores diferentes para cortar el pan con y sin gluten.

- Identifica las cosas sin gluten con etiquetas, pegatinas, cinta adhesiva y rotuladores. También las coloridas "Washi Tape" para identificar los alimentos sin gluten.

- Utiliza dos tostadoras o bolsitas especiales para tostar el pan sin gluten.

- Dos botes de mermelada, dos de mantequilla, dos de nocilla/nutella o enseña a las personas no celíacas, a sacar el contenido con una cuchara y luego untarlo en el pan con un cuchillo que no volverán a meter en el bote.

- Cuando tengo invitados y pongo cosas de untar, siempre separo una porción para mí y la sirvo aparte para que no tengan que estar pendientes de no llenar de migas mi comida.

¿Conviene que toda la familia haga dieta sin gluten?

Es lo más seguro para el celíaco, pero **no es estrictamente necesario**.

Los alimentos especiales sin gluten suelen ser bastante más caros que los normales así que, a menos de que te sobre el dinero, no es una buena opción. Además, las personas que no son intolerantes al gluten no deberían privarse de alimentos saludables como el pan. Sin embargo, hay que evitar la contaminación cruzada. Conozco familias con algunos miembros celíacos en donde todo es sin gluten y otras en donde hay dos tipos de comida. Habla con otras personas y escucha consejos y luego haz lo que te sea más práctico.

En mi caso, hago los filetes de pollo empanados con ingredientes sin gluten aunque la harina y pan rallado sin gluten sean más caros, porque no quiero utilizar harina normal y da mucho trabajo tener dos procesos de empanado. Sin embargo, cuando hago pasta utilizo dos ollas, con y sin gluten. No da mucho más trabajo y no hace falta que los demás coman pasta sin gluten que, aunque algunas marcas son tan buenas como la pasta normal, es mucho más cara.

Si alguno de nuestros **hijos** es celíaco, nosotros tomaremos las riendas de este reto, aprenderemos qué se puede comer, dónde se puede comer y cómo se deben preparar los alimentos y será nuestro deber enseñarle a nuestro hijo cómo hacerlo.

Si eres celíaco y eres el que cocina en casa, igual. Tomas las riendas de la alimentación familiar y decides. Este es mi caso. Si te es más fácil cocinar sin gluten para todos, muy bien, menos trabajo. Claro, sabemos que cocinar sin gluten para todos es más caro que cocinar sin gluten sólo para los celíacos, así que puedes usar un **enfoque mixto**. A veces todos sin gluten y a veces hacer 2 comidas.

Si eres celíaco, pero no eres el que cocina, tienes que involucrar a esa persona en el proceso de aprendizaje. Si sueles ir a comer todos los domingos a casa de tu madre, tendrás que explicarle todo, con mucha paciencia, hasta que sea capaz de preparar un menú sin gluten. Al principio puede que tengas que limitarte al filete de ternera a la plancha con ensalada hasta que el proceso de aprendizaje se complete.

¿Qué hacer cuando te invitan?

Si unos amigos te invitan a una cena en su casa y al vernos llegar se sienten avergonzados por olvidar nuestra limitación, hazles saber que es normal el olvido y que no pasa nada, porque resulta que siempre llevas contigo algo de comer que te pueda "salvar" en estas situaciones.

Puedes encontrarte en diferentes situaciones comprometidas, como por ejemplo:

- Te invitan a cenar y se olvidaron de que eres celíaco y no compraron ni prepararon nada que puedas comer.

- Te prepararon algo sin gluten, pero puede no ser apto. Por ejemplo, te preparan un bizcocho con harina sin gluten le ponen chocolate y nueces que podrían contener gluten o te preparan una ensalada, pero tiene palitos de cangrejo y mayonesa (que podrían contener gluten).

- Compraron pan sin gluten, pero lo ponen en la misma cesta del pan normal.

- Prepararon pasta sin gluten, pero la removieron con el mismo cucharón que la pasta normal y la colaron con el mismo colador.

- Tu amiga, que es un encanto, compra harina sin gluten y hace un bizcocho. Le queda fatal porque las masas sin gluten no se comportan igual. Lo tira a la basura y lo intenta de nuevo. Esta vez no le queda tan bonito como los normales, pero está muy bueno. Es un esfuerzo que vale mucho, pero quizás no sabía que el chocolate y las nueces pueden contener gluten. Por lo tanto podría ser un esfuerzo inútil.

¿Qué podemos hacer? No te comas algo con gluten por compromiso o por no rechazar los esfuerzos de nuestros amigos. Explica bien la situación y sobre todo agradece el esfuerzo.

Si nos comentan que nos quieren invitar y preparar algo sin gluten, agradécele el esfuerzo y coméntale que tiene algunas complicaciones. Ayúdale y asesórale para que pueda preparar algo que no requiera mucho trabajo. También puedes ofrecerte a ayudarle a preparar la comida y a comprar los ingredientes que tú conoces. Y siempre da las gracias.

Una de las partes positivas de esto, es que descubres que tienes mejores amigos de lo que creías, que están dispuestos a sacrificarse un poco para que puedas disfrutar de la invitación. Este es mi caso y por eso soy una "celíaca contenta".

De compras

Ya sabemos que la dieta se debe basar en alimentos no procesados industrialmente que son sin gluten por naturaleza: frutas, verduras, carne, pollo, pescado, legumbres, huevos y lácteos. Pero cuando queremos comer alimentos industriales sin gluten como pan, bollería, precocinados, productos de pastelería, helados, postres, salsas, etc. tenemos que hacerlo con cuidado.

La primera herramienta que debes tener es una lista oficial de alimentos sin gluten. Yo conozco dos de ellas:

- Lista de alimentos sin gluten, publicada por la "Asociación de Celíacos y Sensibles al Gluten" de la Comunidad de Madrid. También disponible para llevar en el móvil con la aplicación "SinGlu10". (Ver aplicaciones móviles).

- Lista de alimentos aptos para celíacos, publicada por FACE (Federación de Asociaciones de Celíacos de España). Disponible también en la aplicación móvil Facemovil, gratis para los socios de las asociaciones de celíacos que pertenecen a FACE. (Ver aplicaciones móviles).

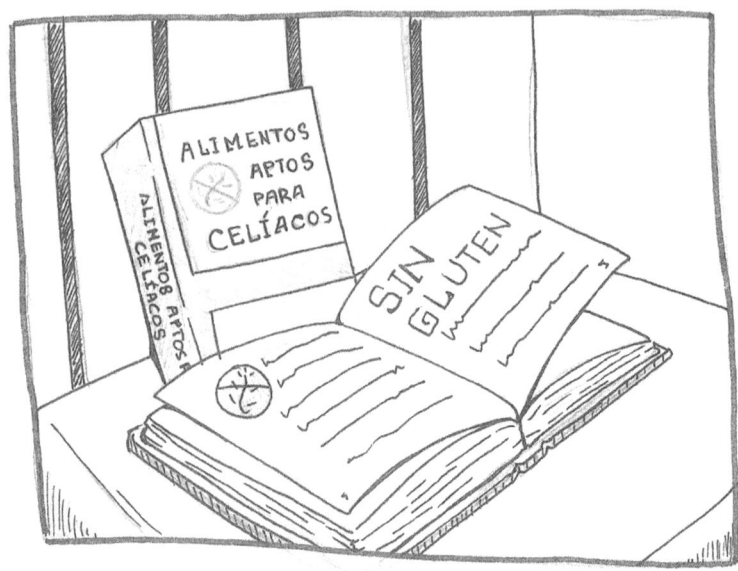

Las principales cadenas de supermercados en España como por ejemplo Supercor, Carrefour, Mercadona, Día, Lidl, Eroski, E.Leclerc, Alcampo, Hipercor, Ahorramás, Spar, etc. ofrecen productos sin gluten. Algunos de ellos ofrecen una variedad bastante amplia.

Para los que no tienen un supermercado cerca, hay muchas opciones de tiendas online (ver *Tiendas online*)

Comer fuera

Cuando sales a comer y sabes con antelación a dónde vas a ir lo mejor es llamar y comentar que eres celíaco y que quieres saber si tienen alguna opción sin gluten o que puedan adaptar para ti. En muchos sitios están dispuestos a ayudarte y si lo pueden planificar, mejor. De vez en cuando te llevas alguna sorpresa y hasta han comprado pan sin gluten para ti. Ofréceles tu ayuda para explicarles lo que puedes y no puedes comer.

Cuando llegas al restaurante, lo primero que tienes que hacer es explicar que eres celíaco/a y si notas que el camarero pone cara rara y que no tiene suficientes conocimientos, pide hablar con el encargado. Si es un sitio pequeño, a veces, hasta puedes hablar con el cocinero.

Cuando vas en grupo, lo más importante es sentarte junto a las personas que prefieras, pero si te da igual, elige un **extremo** de la mesa. Es más fácil evitar que pasen la cesta de pan y los alimentos con gluten por encima de tu plato en un extremo.

Muchas veces el grupo te deja elegir a ti el restaurante para que puedas comer bien. Los demás, siempre pueden comer en cualquier lugar, así que deberías de conocer varias opciones de restaurantes que ofrezcan comida sin gluten para poder ofrecer alternativas y tener donde elegir. Para conocer las opciones de la ciudad donde estés hay páginas webs, blogs y apps para el móvil con listas de restaurantes y valoraciones.

No siempre puedes planificar dónde vas a comer así que te recomiendo hablar con otros celíacos para aprender de sus experiencias.

Desayuno y merienda

Cuando comes fuera lo más difícil es encontrar algo sin gluten en un bar o cafetería para desayunar o merendar, así que siempre llevo en mi bolso magdalenas o galletas para poder tomar con un café. Claro que da un poco de vergüenza sacar tu comida del bolso, así que suelo explicar al responsable que soy celíaca y me he traído mi propia bollería.

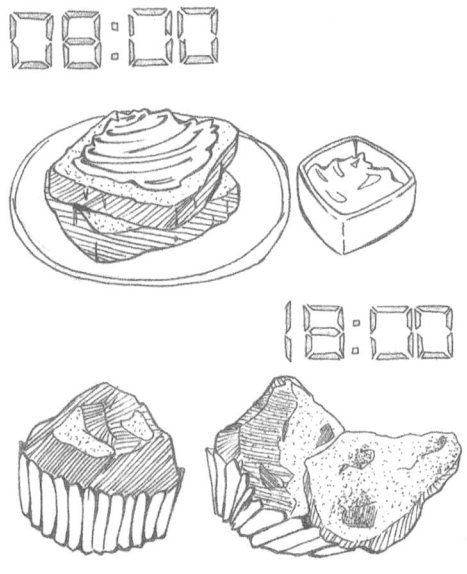

Siempre puedes tomar un café con leche o un Nesquick, pero no puedes tomar el Colacao, tan popular en España, porque tiene gluten. Por lo general, el chocolate de taza lo espesan con harina así que siempre tienes que preguntar porque pocas veces se puede tomar. Algunas pastelerías preparan cosas sin gluten, pero si lo hacen en la misma encimera con los mismos utensilios hay mucho riesgo de contaminación. En las panaderías, la harina de trigo está hasta en el aire. Algunas pastelerías dicen que usan un horno separado para alimentos sin gluten y las preparan todas en un mismo día, por ejemplo el lunes después del fin de semana cerrado y de haber limpiado todo.

En mi opinión particular, solo compro en pastelerías sin gluten cuando han sido preparados en un obrador especial y vienen envasados individualmente.

Lo mejor es que hables con el responsable y que te cuente los cuidados que tienen para preparar las cosas sin gluten y decidas según tu criterio.

Aperitivo

En el aperitivo siempre puedes tomar patatas fritas de bolsa o aceitunas con un refresco o vino. Lo de las cañitas es más complicado porque aún son pocos los establecimientos que ofrecen cerveza sin gluten, aunque cada día hay más marcas y más establecimientos que disponen de ella.

Para conocer los lugares que ofrecen cerveza sin gluten puedes usar la app móvil "**Cervezas sin gluten**".

Comida y cena

En la comida y cena, en los casos en los que no hay muchas opciones siempre podrás conformarte con un filete de ternera o una pechuga de pollo a la plancha con ensalada o una tortilla de patatas. Siempre debes pedir que avisen al cocinero que eres celíaco para que tengan cuidado en la preparación.

Una vez me prepararon una tortilla, friendo las patatas en aceite limpio y con todo el cuidado posible, pero al servirlo el camarero me puso un pedazo de pan encima. Respira hondo y aprende a perdonar. Explica el problema y ten muuuuucha paciencia. Recuerda que antes de estar en contacto con la enfermedad probablemente tú tampoco sabías mucho sobre ella ¿verdad?

Siempre llevo un mini tupper con alguna magdalena o un paquetito de galletas por si me pilla la merienda en la calle. Con eso y un café con leche tengo suficiente.

También suelo llevar frutos secos (sin gluten) para remediar algún ataque de hambre que no tenga como resolver rápidamente.

Cuando viajo en avión en vuelos cortos o en tren, que no te sirven comida, suelo llevar un bocadillo porque es muy frecuente que no tengan opciones sin gluten. Iberia en vuelos cortos, recientemente ha incorporado algunas cosas sin gluten, pero no tiene bocadillos.

Si tienes niños, siempre deberás llevar en el bolso algún tentempié sin gluten.

Y hablando de bolsos, aprovecho para incluir un fragmento de un post de mi blog relacionado directamente con este tema.

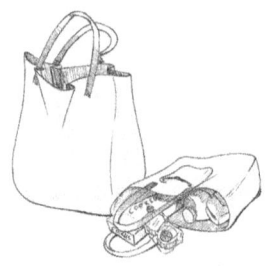

Usar un maxi bolso.

Otra cosa que he tenido que cambiar desde que soy celíaca es que antes usaba un bolso pequeño para llevar lo básico (móvil, cartera, llaves), pero ahora siempre tengo que llevar algo de comer así que me he pasado a los Maxi-Bolsos. Menos mal que están de moda. Siempre llevo algo salado (por ejemplo: Salinis – Pretzels marca Schär) y algo dulce (magdalenas). Además, la dieta sin gluten es baja en fibra, por lo que es frecuente sufrir de estreñimiento y por consiguiente debo meter una botella de agua en mi bolso. Así que si sumamos las chucherías, la botella de agua, el libro de alimentos permitidos, las gafas o lupa para leer la letra diminuta de los ingredientes, necesitas un maxi bolso. Cualquier excusa es buena para ir de compras...

¿Qué hacer en eventos de trabajo?

Si vas a un evento de trabajo que incluye comida, unos días antes pide **hablar con el organizador** y explícale tu problema. La mayoría de las veces ellos lo explican al responsable del catering y no hay problemas. Ofrécete para hablar directamente con el responsable y asegurarte de que ha entendido tu solicitud y que conocen el problema.

Yo siempre pido los datos de la empresa de catering y los llamo directamente. Averigua por quién debes preguntar el día del evento para que te sirvan el menú correcto. Si puedes, envía un email unos días antes del evento para recordarles y confirmarles tu asistencia.

Patatas fritas en los restaurantes

Si en casa fríes las patatas en la misma sartén o freidora donde freíste croquetas o algún rebozado con gluten, se contamina el aceite y las patatas. Pero en los restaurantes, las freidoras industriales tienen un mecanismo donde los residuos se depositan en el fondo y son bastante seguras.

La Asociación de Celíacos y Sensibles al Gluten de Madrid ha evaluado las patatas fritas de 4 o 5 restaurantes que se han frito en las mismas freidoras donde se frieron croquetas, calamares rebozados y todo tipo de productos con gluten. Los resultados han dado unas **3 ppp** (partes por millón o miligramos por kilo). Es decir, un valor aceptable para una persona celíaca esporádicamente, pero no hagas esto en casa o evítalo si comes fuera a diario. Por supuesto, es mucho mejor cuando en el restaurante te dicen: "en esa freidora sólo se fríen patatas" o "no se preocupe le haremos sus patatas en una sartén aparte con aceite limpio". Eso es lo ideal.

Niños celíacos

Al principio tendrás que enseñarle a tus hijos qué pueden comer y qué no. No hace falta explicaciones complicadas: "Esto no puedes comerlo porque te pondrás malito" es suficiente. Existen cuentos que explican a los más pequeños lo que significa ser un niño celíaco. No debemos mirarlos con lástima. No es algo que está mal en ellos, es una característica. Como el color del pelo o de la piel. Los niños muy blanquitos tienen que cuidarse mucho del sol porque su piel es muy sensible a las quemaduras y los celíacos tienen que evitar el gluten porque les hace daño. Así de simple.

Hay que evitar comentarios como "pobrecito que no puede comer esta tarta". No pasa nada, que coma otra cosa. Hay un montón de alimentos en otros países que no comemos porque ni siquiera los conocemos y no pasa nada. Hay muchos alimentos que no comemos porque no nos gustan y otros que no comemos porque nos hacen daño. Así que es normal si una persona no puede comer todos los alimentos del mundo.

Apenas puedan leer, ya podrán participar en la elección de sus alimentos. Les enseñaremos a identificar las etiquetas que dicen "Sin Gluten", "puede contener trazas de gluten" y también a identificar los ingredientes prohibidos.

Para los niños se puede hacer muy fácil con los colores del semáforo (tomado de la Chiquilista publicada por FACE)

ROJO Alimentos prohibidos.

Trigo, avena, cebada y centeno. Evitar todos los que tienen harina de trigo y los que dicen almidón sin especificar de qué tipo. Descartar alimentos que puedan contener trazas de gluten. Avena se puede si dice "Sin gluten".

AMARILLO Alimentos que depende de la marca, pueden o no contener gluten.

Embutidos, yogures, conservas, salsas, chocolates, golosinas, helados, etc.

VERDE Alimentos permitidos, podemos tomarlos de cualquier marca.

Carne, pescado, huevos, jamón serrano, frutas, verduras, legumbres, leche, agua, arroz, maíz, azúcar, sal, mantequilla, aceite, café, frutos secos, aceitunas, mermeladas, refrescos y zumos de frutas. Patatas de bolsa tipo chips siempre y cuando los ingredientes solo digan: *Patatas, aceite y sal*. Palomitas siempre y cuando los ingredientes solo digan: *maíz, aceite y sal*.

Aprovecha y enséñalo a hacer su lista personalizada. Hazte con una hoja de papel, lápices de colores e invítalo a que escriba todos los alimentos que conoce en cada una de las categorías que corresponda. Podéis hacer dibujitos. Escribir ayuda a fijar los conocimientos. Seguro que no se le olvidará nada. Pégala en la pared de la cocina a su altura para que pueda agregar alimentos que va descubriendo.

La "**Chiquilista**" es un librito pequeño y lo puede llevar en su mochila al colegio o cuando se quede a dormir en casa de un amiguito y así los padres de su amigo podrán consultarla.

También puedes tener una caja de zapatos forrada de rojo y otra de verde y guardar en ellas los envases, bolsitas o etiquetas de los alimentos que no puede comer en la roja y los que sí puede en la verde. O mejor aún, tener solo la verde para reconocer los alimentos aptos y así no confundirlos.

En una **conferencia** de dos enfermeras[15] en la *Fundación Jiménez Díaz* de Madrid, explicaron que hay tres formas de seguir la dieta:

Dieta obsesiva.

No vamos de viaje. El niño no come chuches. El niño no va a cumpleaños. El niño no va a excursiones del colegio. De esta forma no hay peligro de que coma algún alimento con gluten.

Dieta irresponsable.

"Por un poquito de gluten de vez en cuando no pasa nada". "Si te saltas la dieta solo un día no importa".

Dieta equilibrada.

Educar a los niños sobre la dieta sin gluten para que puedan disfrutar de la vida igual que otros niños.

Creo que aquí no hace falta explicar cuál es el enfoque más adecuado, ¿verdad?

---

[15] Cristina López. Enfermera del aparato digestivo. Fundación Jiménez Díaz. Madrid
Isabel Aragón. Enfermera de pediatría. Fundación Jiménez Díaz. Madrid

Fiestas infantiles

Si tu hijo es celíaco y lo han invitado a una fiesta, lo mejor que puedes hacer es hablar con los anfitriones de la fiesta. Explica las necesidades de tu hijo. Cada vez más, encontrarás a otros padres comprensivos que tienen algún conocido con algún tipo de alergia o intolerancia alimentaria y estarán dispuestos a ayudar.

Muchas veces, los anfitriones quieren ayudar, pero no saben cómo. Pónselo fácil. Pregúntale qué tipo de comida van a poner y pregunta dónde la suelen comprar y así podrás hacer tus sugerencias. Mucho mejor si haces una lista y se la entregas antes de que hagan la compra. Si por ejemplo te dice que va a poner perritos calientes, gusanitos, patatas, refrescos y tarta, puedes darle una lista que diga las marcas más conocidas sin gluten, menciona marcas blancas que son más baratas para que no tenga que gastar más en productos sin gluten y menciona los puntos de venta pensando en algo que le quede cerca. Por ejemplo:

- Las salchichas *Oscar Mayer* no tienen gluten y las venden en casi todos los supermercados. También las de la marca Aliada de El Corte Inglés: salchichas ahumadas con pollo, con queso y tipo Frankfurt, y las Alipende de Ahorramás: con queso, con pavo, con pollo y Frankfurt.

- Recuerda dejar un par de salchichas aparte sin contacto con el pan y que el niño se las coma solo con kétchup, por ejemplo.

- Kétchup sin gluten puede ser: Aliada, Alipende, Hacendado, Orlando, Heinz.

- Gusanitos: la marcar "Risi" tiene muchas chuches, tipo gusanitos, sin gluten. Tienen un logo grande en la parte frontal que dice "Sin gluten". Por ejemplo: gusanitos, pajitas, palomitas, risketos, tejitas, etc.

- Patatas: cualquier marca de patatas que en los ingredientes solo diga: "patatas, aceite y sal" es apta para celíacos. Las que tienen sabores no todas son sin gluten.

También puedes tener una segunda Chiquilista y prestarla unos días para que puedan hacer la compra más fácilmente.

Es más difícil que vayan a comprar una tarta sin gluten para todos los niños. Así que siempre puedes mandarle una pequeña magdalena envuelta para que se la coma cuando los demás coman la tarta. Decórala con unos Lacasitos para darle un toque festivo.

Plastilinas

Sí, muchas plastilinas contienen gluten porque se hacen principalmente de **harina de trigo**.

Los niños pequeños podrían ingerir un trocito de plastilina, pero aunque la mayoría no lo hace sí se llevan las manos a la boca mientras juegan y ahí empieza la preocupación de que puedan ingerir gluten.

Tenemos que enseñarles a no comerla, no solo por el gluten sino por el resto de ingredientes, ya que aunque no sean tóxicos, tampoco es un producto de alimentación. También tenemos que enseñarles a lavarse las manos después de jugar con plastilina.

En principio no es un riesgo importante, pero siempre puedes elegir marcas que no contengan gluten, o mejor aún, hacer plastilina casera "sin gluten" e involucrar a los niños en la preparación para hacerlo más divertido.

Receta de plastilina casera sin gluten[16]

Ingredientes:

½ taza de harina de arroz

½ taza de almidón de maíz (Maicena)

½ taza de sal

2 cucharaditas de crémor tártaro

1 taza de agua

1 cucharadita de aceite

Colorante para alimentos (yo uso colorantes sin gluten para mis recetas)

---

[16] Receta de la web de Celiac Support Associacion (www.csaceliacs.org)

Instrucciones:
Mezclar los ingredientes. Calentar a fuego lento, removiendo continuamente durante 3 minutos hasta que se forme una bola. Dejar enfriar un par de horas. Dividirla en trozos, agregar el colorante y amasar hasta que quede de un color uniforme. La base tiene un color crema pálido, así que será difícil hacer plastilina blanca, pero queda muy bonita de otros colores. Agrega siempre el color más claro primero, mezcla bien y luego agrega el color más oscuro poco a poco. Guardar en una bolsa plástica hermética.

Cosméticos sin gluten

¿Me hacen daño los cosméticos con gluten?

Hasta la fecha, no he encontrado ningún estudio científico ni ningún especialista que asegure que los cosméticos que contienen gluten son malos para los celíacos. Si hablamos de los cosméticos como crema para el cuerpo, gel de baño, champú, jabón, etc. no hay ninguna duda porque para que el gluten haga daño a los celíacos tiene que entrar en el aparato digestivo y el gluten no se absorbe por la piel. Ni siquiera a las personas que padecen dermatitis herpetiforme (una manifestación en la piel de la enfermedad celíaca) se les recomienda eliminar el gluten de los cosméticos.

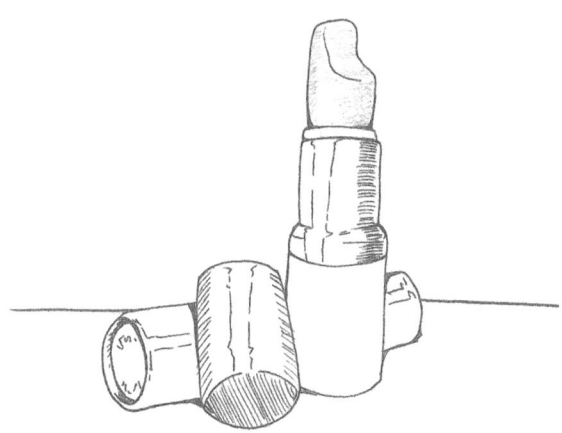

Hay algunos casos que personas celíacas cuentan de posibles reacciones ante cosméticos con gluten, pero podría ser que realmente son alérgicos al gluten y no celíacos. Sin embargo, siempre debes escuchar tu cuerpo y si no te va bien un producto, pues prueba cambiarlo. Además del gluten, los cosméticos tienen un montón de ingredientes que pueden causarnos alguna reacción no deseada.

Por otra parte, están los cosméticos que sí pueden entrar en el aparato digestivo como son los **pintalabios**, bálsamo labial, brillos y pastas dentales. Tampoco he encontrado ningún estudio que categóricamente prohíba el uso de labiales y pastas de dientes con gluten. Se dice que las cantidades son muy pequeñas y no afectan al intestino. Sin embargo, siempre tienes la opción de usar pintalabios y brillos sin gluten

Yo hice mi pequeña investigación sobre cosméticos sin gluten y encontré muchas marcas. He comprado varios pintalabios sin gluten y ecológicos que están bien, pero duran muy poco y tienes que reponerlos frecuentemente.

Así como para comprar comida nos volvemos unos expertos leyendo los ingredientes de los alimentos y aprendiendo sobre ellos, por lo general, entendemos muy poco sobre los ingredientes de los cosméticos.

En mi caso, soy cuidadosa con esto, pero uso productos con gluten y sin gluten, y mis analíticas periódicas dan negativas. Es decir, no tengo anticuerpos al gluten. Esto significa que no ingiero gluten en suficiente cantidad para que mi cuerpo reaccione ante él, pero a lo mejor si yo fuera una de las personas a las que la más mínima cantidad de gluten las hace enfermar, creo que evitaría el gluten en los labiales.

Con respecto a la **pasta dental** tampoco hay que alarmarse, hay que enseñar a los niños a escupirla y no tragarla, pero si el niño es muy pequeño, siempre podemos comprar una marca sin gluten mientras aprenden a escupirla.

De todas formas, la Asociación de Celíacos y Sensibles al Gluten de Madrid ha analizado muchas pastas de dientes y no ha encontrado gluten en ninguna, así que por ahora no tenemos que preocuparnos mucho por esto.

El gluten en las medicinas

Puede que te sorprenda saber que un medicamento puede contener gluten.

Los medicamentos están formados por:

- El principio activo, que es la sustancia que trata la enfermedad o sus síntomas

- Excipientes: otros ingredientes que cumplen diferentes funciones como diluir el principio activo, aglutinarlo, recubrirlo, etc. Entre los excipientes podemos encontrar almidón de maíz, **almidón de trigo, almidón de cebada,** lactosa, edulcorantes, colorantes, etc.

Pero no hay que sufrir más de lo necesario. La legislación actual en España[17] **obliga a los laboratorios a indicar la presencia de gluten** en sus excipientes y también la cantidad.

Es por esto que hay que leer bien el prospecto antes de darle un medicamento a una persona celíaca y evitar los que contienen **almidón de trigo, cebada, centeno, avena y sus derivados**. El prospecto debe indicar si el nivel de gluten es mayor de 20 ppm (partes por millón), con lo cual no es apto para celíacos, o menor de 20 ppm y así sí puede ser tolerado por una persona celíaca.

Puede que un medicamento de una marca tenga gluten y el mismo medicamento de otra marca no lo tenga porque, aunque tenga el mismo principio activo, contiene otros excipientes.

---

[17] Real Decreto 1345/2007 y Circular 2/2008 de la Agencia Española de Medicamentos y Productos Sanitarios

La Federación de Asociación de Celíacos de España (FACE) ha publicado un **folleto explicativo** sobre el gluten en los medicamentos.

http://www.celiacos.org/images/pdf/FolletoMedicamentos.pdf

También existe una aplicación para el móvil, llamada "GlutenMed", que lista aquellos medicamentos que contienen gluten, ofreciendo una alternativa sin gluten en caso de que exista. Ofrece lector de código de barras (ver en la sección de aplicaciones móviles).

Cuando te receten un medicamento, conviene recordarle al médico que eres celíaco para que lo tenga en cuenta y siempre leer el prospecto.

Si el medicamento tiene una pequeña cantidad de gluten y lo vas a tomar temporalmente podrías tolerarlo bien, pero si es una medicina para una enfermedad crónica y además consumes pan, pasta, galletas y sin gluten, puede que la suma de todo ya sea demasiado. Recuerda que los productos etiquetados sin gluten pueden contener pequeñas cantidades.

Recuerda: se toleran cantidades menores de 20 ppm (20 miligramos por kilo), pero hay que sumar todo lo que ingieres al día. Comer pequeñas cantidades de gluten de forma continuada, mantiene tu intestino inflamado y no permite que se recupere. Por eso la mejor dieta sin gluten es aquella basada en alimentos que no contienen gluten en origen: verduras, frutas, legumbres, carnes, pescados, huevos, lácteos, etc.

Viajar

Preparando la maleta

Siempre investigo sobre mi destino antes de viajar. Busco en Internet y lo comento con mis conocidos celíacos y en las asociaciones. Dependiendo del destino trato de llevar en mi maleta los alimentos que más puedan hacerme falta. Por ejemplo, cuando viajo a Francia llevo **tortitas de maíz** para sustituir el pan porque siempre hay muchos quesos (que están buenísimos) y simplemente me los sirvo en mis tortitas. También puedes recurrir a la típica *omelette* (tortilla francesa) y a la ensalada.

Tienes que tener cuidado con las restricciones de equipaje y qué cosas se permiten llevar o no a ciertos países. Por ejemplo, a Estados Unidos no puedes llevar nada de origen animal ni vegetal (frutas, verduras, carnes, ni jamón serrano, ni embutidos, etc.). Sin embargo, dentro de Europa siempre me llevo unos bocadillos de chorizo en mi equipaje de mano porque en los vuelos cortos no suele haber alimentos sin gluten.

Algo que siempre recomiendo llevar en el equipaje son las **bolsitas especiales para tostar el pan**. Si no las conoces busca en tiendas especializadas o en Internet busca "bolsas para tostar el pan" y ahí las verás.

Cuando vas a un hotel con buffet de desayuno, puedes llevar tu pan especial o puede que ellos te lo den, pero luego para tostarlo tendrías que meterlo en la tostadora del pan normal y se contaminaría. Así que sacas tu bolsita, metes tu pan y evitas el riesgo. No importa si te miran raro. Algunos pensarán que eres muy escrupuloso o rarito, pero luego alguno te dirá "pues mi sobrina también es celíaca...".

Hay que aceptar que de ahora en adelante viajarás con un poco más de equipaje, especialmente si vas a un lugar en el que nunca has estado y no sabes lo que te vas a encontrar en lo que respecta a la dieta "gluten free".

¿Qué hacer cuando viajas al extranjero?

Lo primero que hago es buscar en Internet si hay alguna asociación de celíacos, leo sus recomendaciones, listas de restaurantes, etc. Visito webs y blogs sin gluten del país para enterarme un poco de la situación. Utilizo las redes sociales para aprender de personas celíacas en el país que pretendo visitar.

En América Latina hay muchas recetas que se basan en maíz, yuca, quinua y otros alimentos sin gluten aptos para celíacos. En Estados Unidos suele ser fácil encontrar opciones sin gluten y la gente entiende bastante del tema. Los alimentos están claramente etiquetados indicando los alérgenos que contienen.

Agencia de viajes sin gluten

¿Sabías que hay agencias de viajes especializadas para clientes celíacos y con otras intolerancias o alergias alimentarias?

Yo conozco una que se llama *Destinos sin gluten*.

http://www.destinos-singluten.com/

Cómo explicar tu problema en otros países

Si vas a un país en donde se habla un idioma que no dominas, imprime unas tarjetas que expliquen tu problema como por ejemplo estas:

INGLÉS

Celiac Disease is a medical condition in which the small intestine is damaged when foods containing gluten are eaten. It is treated by strict adherence to a gluten-free diet.

As a Celiac, I MUST NOT EAT any foods made with WHEAT, RYE, BARLEY or OATS. These all contain gluten. Even a small amount of these foods will make me ill.

Foods to avoid: wheat flour, rye, barley, oat and spelt flours, breads and rolls, cakes, pies, cookies and muffins, noodles and pasta, soups, sauces and gravies made with any of those cereals´ flours, crackers, cracker crumbs or bread crumbs or batter, graham crackers or crumbs.

Hidden sources of gluten: HVP/HPP- Hydrolyzed vegetable protein/plant protein, wheat starch, modified starch, malt flavoring. Any of the above ingredients can be found in canned or processed foods.

Safe choices: we can enjoy fresh meat, fish, fruits and vegetables, eggs, cheese, rice, corn and potatoes.

PLEASE HELP ME MAKE A SAFE CHOICE FROM YOUR MENU.

FRANCÉS

J'ai été diagnostique malade cœliaque.

Si je consomme quelque aliment qui contient du blé, de l'orge, du seigle ou de l'avoine ou bien l'un des produits dérivés de ces céréales, je pourrais tomber très malade. Cela inclut la farine, le pain, les croissants, les pâtes, les friands, les croquettes, les panures, les sauces, les soupes, les pâtisseries, les biscuits, le malt, l'extrait de malt, bon nombre de charcuteries, bouillons Kub...

En revanche, nous (les cœliaques) pouvons consommer de la viande, du poisson, des œufs, des légumes, des fruits, du riz, du maïs, du soja, ainsi que des pommes de terre. Ces produits doivent être cuisinés sans farine, à savoir, cuits (à l'eau, à la vapeur, à l'étouffée), poêlés, grillés, braisés ou consommés tels quels.

MERCI

ITALIANO

Soffro di celiachia e per questo motivo non posso mangiare nessun cibo che contenga la minima quantitá dei seguenti cereali: grano (frumento), orzo, segale e avena.

I principali alimenti che contengono questi cereali sono le pizze, la farina, il pane, i diversi tipi di pasta (penne, anellini, fusilli, tagliatelle, capelli d'angelo, lasagne, spaghetti...) cornetti, pasticcini, le croquette, cibi infarinati, le salse, la minestra, pasticcini, biscotti, il pane biscottato, il malto, estratto di malta, quasi tutte le salsiccie e i salami, e alcuni brodi.

Posso mangiare: carne, pesce, uova, verdure, legumi, ortaggi, frutte, riso, mais, soia e patate. questi alimenti devono essere cucinati senza usare la farina, per questo motivo i cibi devono essere bolliti, arrostiti, alla piastra, alla brace o nel suo stato naturale. La ringrazierei tanto se mi puó avvertire se nel suo menú appaiono uno qualsiasi di questi cereali.

GRAZIE.

ALEMÁN

Ich bin zöliakie-patient

Ich könnte sehr krank werden, wenn ich irgendwelche Nahrungsmittel nehme, die Weizen, Gerste, Roggen und Hafer enthalten, oder auch abgeleitete Produkte von diesen Getreiden. Das heißt: Mehl, Brot, Hörnchen, Nudeln, Kroketten, kleine Pasteten, Panierte, Soßen, Suppen, Kuchen, Kekse, Rührteige, Malz, konzentriertes Malz, viele von den Würsten oder konzentrierte Suppen.

Wir, Zöliakie-Patienten, KÖNNEN Fleisch, Fisch, Eier, Gemüse, Hülsenfrüchte, Obst, Reis, Mais, Soja und Kartoffeln essen. Diese Nahrungsmittel müssen ohne Mehl vorbereitet werden, d.h. sie müssen gekocht, gegrillt, gebraten, gebacken oder einfach roh konsumiert werden.

BITTE, FALLS SIE ZWEIFEL HABEN, WENN SIE ESSEN VORBEREITEN, FRAGEN SIE MICH !.

DANKE SCHÖN.

PORTUGUÉS

Fui diagnosticado como celiaco.

Posso ficar doente se comer qualquer alimento que contenha trigo, cevada, centeio, aveia e os produtos derivados destes cereais. Isto inclui farinha, pão, rissóis, croquetes, panados, molhos, sopas, bolos, bolachas, bolas de forma, malte, extracto de malte, muitos dos fumados e extractos de sopas.

Os celíacos podem comer carne, peixe, ovos, verduras, legumes, hortaliças, frutas, arroz, milho, soja e batata. Estes alimentos devem ser cozinhados sem farinha, ou seja, cozidos, assados, grelhados na brasa ou no seu estado natural.

POR FAVOR: QUANDO PREPARA UMA REFEIÇÃO, SE TIVER ALGUMA DÚVIDA, PERGUNTE.

OBRIGADO

97

TURCO

GLUTENSIZ DIYET

Çölyak hastalığım nedeniyle glutensiz yiyecekler yemem gereken sıkı bir diyet yapmam gerekmektedir.

Buğday, çavdar, arpa, yulaf unu ve tanelerini, bunlardan yapılan ekmek, pasta, makarna gibi ürünleri ve içeriğinde bunların bulunduğu yemekleri yediğim zaman hastalanabilirim.

Pirinç, mısır, patates, tüm sebze ve meyveler, yumurta, peynir, süt, et, tavuk, balık ve bunlardan yapılan yemekleri yemem mümkündür. Ancak bunların buğday unu veya galeta unu ile kızartılmıs veya yemeğin içine eklenmemis olmaması gerekmektedir. Ayrıca et, tavuk bulyon veya tuzot gibi baharatlı çesniler de olmamalıdır.

Bu yemeklerde buğday, çavdar, arpa veya yulaf unu var mıdır? Eğer yemeklerin içeriğinden emin degilseniz lütfen bana bildiriniz.

Anlayısınız ve yardımlarınız için simdiden tesekkür ederim.

Puedes encontrar tarjetas en 54 idiomas en la web: www.celiactravel.com/cards

¿Qué hacer cuando vas a un hotel?

Si vas a un hotel que incluye desayuno o alguna comida, explica tu problema al hacer la reserva. Si no están muy seguros, pide hablar con el jefe de cocina.

Envía un mensaje por escrito unos días antes de llegar al hotel para recordarles tus necesidades. Tienes que tomar en cuenta que algunos sitios, por ejemplo las casas rurales, están retirados de los supermercados donde se pueden conseguir los productos sin gluten y puede que hagan el pedido una vez al mes o cada quince días, así que mientras antes avises mejor. En muchos sitios me han dicho "hubieras avisado con tiempo y te hubiéramos comprado tu pan sin gluten".

¿Qué hacer cuando viajas en avión?

En los vuelos largos que incluyen comida, la mayoría de las aerolíneas ofrecen menú sin gluten entre sus opciones. Tienes que seleccionar esta opción en el momento de la compra del billete para que puedan planificarlo.

Advierto que el menú sin gluten a veces es también sin huevo, sin lactosa, sin sal, sin azúcar y, en consecuencia, SIN SABOR. Es como si tuvieran el mismo menú para todos los que tienen cualquier tipo de intolerancia o alergia. Así que recomiendo, como siempre, llevar algo en el bolso.

En un vuelo Ámsterdam-Boston con Delta, mi menú sin gluten traía fruta de postre y una tortita de arroz sin sal. En cambio, el menú del resto de pasajeros traía de postre un mousse de chocolate que en la etiqueta ponía "Gluten free" y estaba buenísimo. ¡Qué injusticia!

En vuelos cortos, no suele haber muchas opciones sin gluten, así que recomiendo llevar algo en el bolso. En un vuelo de KLM Madrid-Ámsterdam repartían a cada pasajero un bocadillo y una bebida (el bocadillo con gluten) y no había más opciones.

Iberia en los vuelos cortos pasa un carrito que vende comida y recientemente ha incorporado algunas cosas sin gluten. Esto ya es un gran avance porque hasta hace poco la única opción sin gluten era una manzana. Todo lo demás tenía gluten. En un vuelo París-Madrid en el que no llevaba nada en mi bolso, se les había terminado la manzana. La mejor experiencia en vuelos cortos fue con Lufthansa, en un vuelo Múnich-Madrid. Repartieron una bebida y un bocadillo (con gluten) a los pasajeros y cuando pregunté si tenían algo sin gluten la azafata se disculpó diciendo que no, pero que me buscaría algo. Y al rato me trajo una manzana, un yogur de fresas (que decía Gluten

Free) y una botella de agua. Un yogur alemán delicioso que todavía recuerdo de lo bueno que estaba. Todo un detalle.

Las **cafeterías de los aeropuertos** y estaciones de tren en España que pertenecen a la cadena "*Áreas*", suelen tener algunas cosas sin gluten en paquetes individuales. Así que conviene comprar antes de subir al avión. Algunas cafeterías de esta cadena son: *Medas, Ars* y *Caffriccio*.

¿Qué hacer cuando viajas en tren?

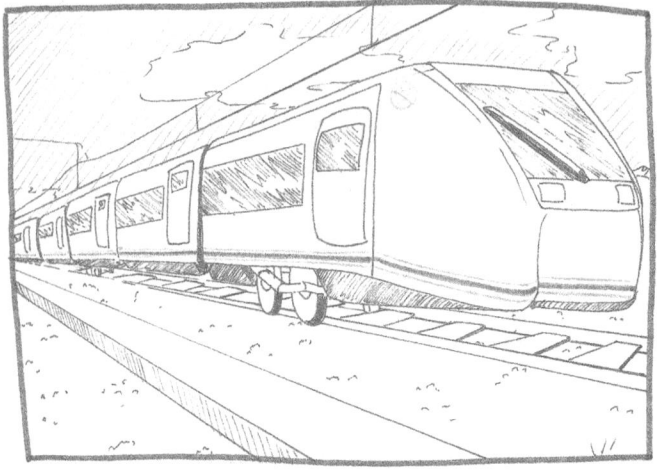

Renfe ha incorporado opciones sin gluten para picar en su vagón cafetería: patatas chips, magdalenas, aceitunas y mini-fuet.

En trenes AVE y Euromed, se puede solicitar un menú especial en las clases Preferente y Club que ofrezcan comida en el asiento. Hay diferentes opciones: menú celíaco, diabético, bajo en sal, vegetariano, vegano, sin lácteos, kosher, halal, infantil, etc.

Una vez, en un tren AVE Barcelona-Madrid, me sirvieron una cena que era pescado y espinacas, ambos hervidos y sin sal. La verdad es que era apto para casi todas las intolerancias y alergias, pero muy soso. Yo le agregué un chorrito de aceite de oliva y sal y quedó aceptable.

¿Por qué hay tanta desinformación sobre la enfermedad celíaca?

Hay mucha desinformación sobre la enfermedad celíaca y la dieta sin gluten. Es un hecho. No solo en las cocinas y personal de restaurantes y comedores, sino también en el colectivo médico. Entre los amigos celíacos que he hecho a lo largo de estos años he oído historias como:

- La doctora de mi tía le dice que no puede ser celíaca porque "*eso es cosa de niños*", y que si además lo fuera, ya no haría falta que haga la dieta.

- Mi doctora, que tiene un año tratándome la enfermedad celíaca me preguntó: "*¿pero maíz si puedes comer verdad?*"

- "*Estuve 7 años de médico en médico hasta que me diagnosticaron la enfermedad...*"

Y uno piensa ¿cómo es posible que algunos médicos sepan tan poco sobre esta enfermedad? Mi conclusión al respecto, muy particular pero discutida y apoyada por doctores especializados, es la siguiente: Cuando la mayoría de los doctores que nos atienden hoy en día estudiaron medicina, se sabía muy poco sobre la enfermedad. Una vez incorporados al trabajo los médicos tienen que actualizarse constantemente y ahí está la diferencia entre unos médicos y otros. Sin embargo, la razón más importante es que los laboratorios juegan un papel muy importante en esta tarea. El conocimiento se genera en las investigaciones. La mayoría de ellas se hacen en los laboratorios farmacéuticos. Cuando un laboratorio descubre una medicina para una enfermedad, preparan charlas, congresos y diferentes actividades de formación para los médicos. Los invitan y les pagan los gastos para que aprendan a identificar los síntomas de la enfermedad y receten la medicina que han fabricado. Como aún no existe una medicina para curar la enfermedad, pues no hay laboratorios formando a los médicos. Dependerá de que el médico investigue. Los congresos sobre enfermedad celíaca se los tiene que pagar el médico.

En este caso juegan un papel muy importante las asociaciones a través de sus actividades de formación y difusión sobre la enfermedad y a todos los celíacos que compartimos información útil a través de nuestros blogs y webs. Pero recuerda, en Internet puede escribir cualquiera así que siempre hay que hay verificar la información con profesionales especializados.

Por ejemplo, la Asociación de Celíacos y Sensibles al Gluten de Madrid[18] realiza unas jornadas de formación en las que están visitando **todos** los Centros de Atención Primaria de la Comunidad de Madrid para difundir información actualizada sobre la enfermedad, para aprender a identificar los síntomas y mejorar el diagnóstico. También hacen un curso muy completo de un día una vez al año.

---

[18] www.celiacosmadrid.org

Avances en investigación

Hay muchas líneas abiertas en investigación y desarrollo de alternativas a la dieta sin gluten. Se trabaja para desarrollar métodos de diagnóstico más sencillos, rápidos y menos costosos. Se estudia el desarrollo de variantes de trigo sin gluten. Se empiezan a comercializar probióticos y enzimas que neutralizan el gluten para que no afecte al intestino de los celíacos. Se están haciendo muchas cosas en nuestro beneficio, así que hay que seguir formándose, leyendo y aprendiendo, pero siempre hay que confirmar la información con fuentes confiables.

También en la parte de prevención se han hecho y se están haciendo muchos estudios. Hay un fenómeno llamado "Epidemia sueca" que sucedió entre 1985 y 1987 en Suecia, en donde se diagnosticaron hasta 4 veces más casos de celíacos que lo habitual en ese país en esos años. Esto llevó a hacer estudios sobre los factores medioambientales que pudieran influir en el desarrollo de la enfermedad. Entre los factores estudiados se incluyen: la edad de introducción del gluten, la lactancia materna, la cantidad de gluten en los alimentos infantiles, la estación del año en la que nacen los niños, la relación entre el momento de retirada de lactancia y la introducción del gluten, etc. En base a estos estudios, se pensaba que introducir el gluten en bebés entre 4 y 7 meses junto con la lactancia materna prevenía el desarrollo de la enfermedad, pero los resultados de los últimos estudios no han confirmado esta teoría. Así que se siguen haciendo estudios para determinar factores que permitan reducir el riesgo de padecer la enfermedad a individuos que tengan los genes de esta enfermedad.

Actualmente, entre las líneas de investigación más interesantes, a mi parecer, podemos encontrar:

1. Análisis de heces y orina que miden la ingesta de gluten. Desarrollados por el laboratorio Biomedal y la Universidad de Sevilla, estos análisis detectan el gluten en las heces y la orina, y si se encuentra gluten en las muestras, significa que estamos comiendo gluten, aunque sea de forma involuntaria. Pueden ayudar en casos de enfermedad celíaca refractaria (que no responden a la dieta) y a pacientes que siguen con síntomas para saber si realmente se está haciendo bien la dieta o son las trasgresiones las que continúan causando los síntomas.

2. Desarrollo de una variedad transgénica de trigo que no contiene gluten. Otra iniciativa "Made in Spain", en este caso, de un investigador del CSIC En Córdoba que se llama Francisco Barro. Esto permitirá a los celíacos disfrutar de los nutrientes del trigo y las características organolépticas (olor, sabor, textura...) que el trigo da a los productos que lo contienen.

3. La famosa pastilla para celíacos. Esta pastilla ya está disponible en Estados Unidos y Australia, pero es importante aclarar que no sustituye a la dieta sin gluten. Es un complemento a la misma. No se comercializa como un medicamento sino como un suplemento alimenticio. La pastilla contiene unas enzimas que ayudan a que el gluten no active el sistema inmunológico de los celíacos. Como ya he dicho, no sustituye a la dieta sin gluten, pero ayuda evitar el daño que nos producen las pequeñas cantidades de gluten que se ingieren incluso en dietas sin gluten. Esto puede ser por errores involuntarios o casos de contaminación cruzada en la preparación o manipulación de los alimentos. Es una opción que nos puede ayudar en los restaurantes o eventos en donde no estamos seguros si

saben controlar todo lo que involucra una correcta dieta sin gluten.

Conclusiones

Recordando lo que me dijo la doctora cuando me diagnosticó la enfermedad celíaca: "*...eso lo miras en Internet*", me hubiera gustado mucho más que me dijera algo como:

Tienes la enfermedad celíaca. No puedes tomar gluten. El gluten es una proteína presente en los cereales trigo, cebada, centeno y avena. Esta proteína, en las personas celíacas, hace que las vellosidades del intestino se atrofien y entonces no absorbes los nutrientes de los alimentos.

No te preocupes, no es una enfermedad grave. No se cura, pero si haces la dieta sin gluten vas a estar bien y tu intestino se recuperará. Debes seguir la dieta sin gluten de forma estricta. Al principio te parecerá complicado, pero con el tiempo lo tendrás todo controlado y dejará de ser un problema.

Te recomiendo llamar a la Asociación de Celíacos de tu comunidad. Ellos dan charlas para personas recién diagnosticadas y te orientarán para aprender a seguir la dieta sin gluten. Si te suscribes a la asociación ellos te darán mucha documentación para leer y el libro que publican con la lista de alimentos sin gluten.

Eso es lo que me gustaría que me hubieran dicho, y sobre todo...

...tranquila, muy pronto podrás vivir feliz sin gluten.

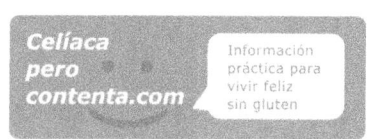

109

Anexos

Páginas web y aplicaciones móviles

Existen muchas páginas web y aplicaciones móviles que nos proporcionan información útil, como restaurantes y tiendas donde conseguir alimentos sin gluten en nuestra zona, alérgenos de los alimentos, listas de productos aptos para celíacos con el certificado de las distintas asociaciones, recetas sin gluten, etc. Aquí presento algunas de ellas que suelo usar o que he probado.

Yo intento mantenerme al día y ofrecer la información en mi blog:

https://www.celiacaperocontenta.com

pero tened en cuenta que esta es un área que cambia mucho y muy rápidamente. Continuamente se desarrollan nuevas aplicaciones móviles y webs.

Allergychef

www.allergychef.es

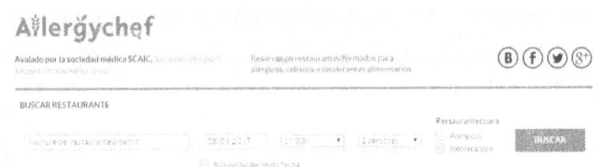

Es una web avalada por la Sociedad Catalana de Alergia e Inmunología Clínica (SCAIC).

Ofrece una lista de restaurantes formados y sensibilizados con el tema de las alergias e intolerancias alimentarias. Los restaurantes que aparecen en la lista han recibido formación de esta asociación. La web permite hacer reservas en los restaurantes registrados y el restaurante, una vez que el cliente ha pagado su comida, dona una comisión de la consumición a Allergychef, la cual divide en dos partes. La primera se destina a investigación y la segunda a seguir formando a los establecimientos.

Actualmente solo tienen establecimientos registrados en Barcelona que es donde han nacido y donde han hecho las formaciones.

Celiaquitos

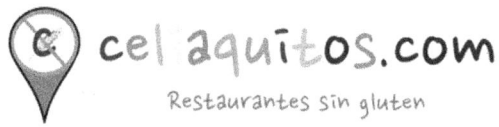

Página web y aplicación móvil gratuita con un directorio de restaurantes, hoteles, cafeterías y otros establecimientos con opciones para celíacos.

Disponible para Android y Blackberry.

La aplicación web permite ubicar los establecimientos aptos para celíacos según tu ubicación. Si activas la función de geolocalización de tu móvil, te ofrece un listado de los lugares a tu alrededor donde podrás comer o comprar alimentos sin gluten, especificando la distancia, y también te lo muestra en forma de mapa para que sepas llegar.

No se les escapa ningún sitio. Tienen publicados muchos lugares aptos para celíacos en toda España y en otros países como Francia, Italia, Bélgica, Reino Unido, Estados Unidos y México.

Permite buscar por nombre del restaurante, ciudad o cercanía a la ubicación del usuario. También se pueden agregar comentarios.

Celicidad

Celicidad es una aplicación móvil gratuita para Android que contiene restaurantes con opciones para las personas con celiaquía. Permite valorar tu experiencia e incluir comentarios. Tiene función de geolocalización para hacer búsquedas por cercanía y el GPS te llevará al establecimiento elegido.

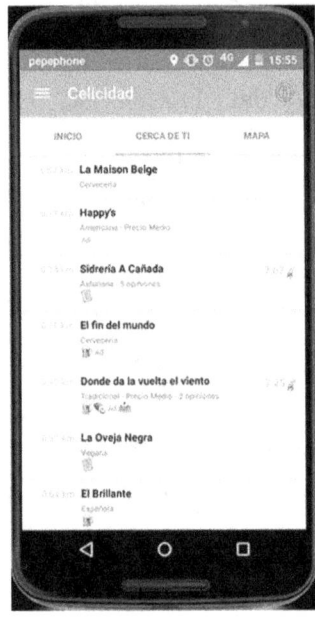

Cervezas sin gluten

Cervezas sin Gluten del blog "Celíaco a los 30", es una aplicación móvil gratuita que te ayuda a encontrar bares y restaurantes geolocalizados que ofrecen cerveza sin gluten. También lista las marcas de cervezas sin gluten, las cuales se pueden puntuar y permite agregar la información de un bar que conozcas que ofrezca cerveza sin gluten y que no esté registrado en la aplicación. Disponible para sistema operativo iOS y Android.

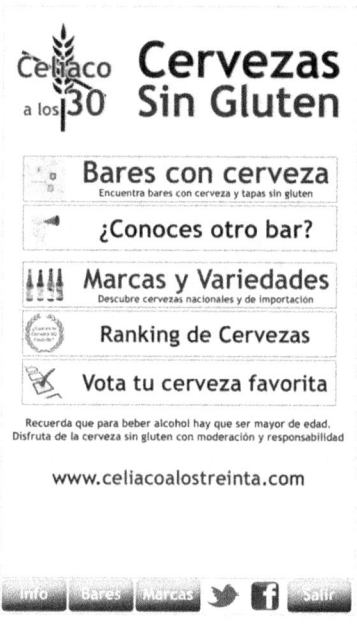

Eroski Consumer.

Eroski Consumer ha creado una excelente página web de recetas que incluye un buen catálogo de recetas para celíacos y otras alergias, intolerancias y problemas de salud.

También está disponible como aplicación para descargarte en el móvil en plataformas Android e iOS (iPhone, iPad e iPod).

www.consumer.es/alimentacion/app-recetas

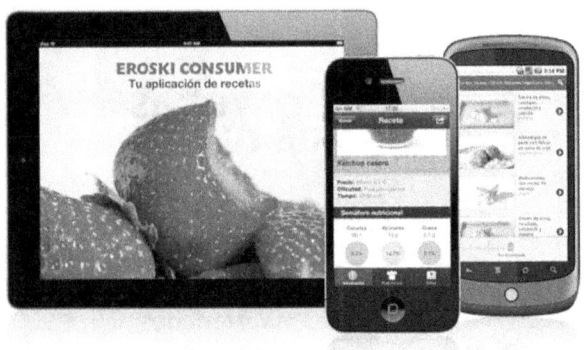

Las recetas están clasificadas según diferentes categorías:

Enfermedades:

- Diarrea
- Estreñimiento
- Alergia al huevo
- Alergia a la caseína
- Intolerancia al gluten (celíacos)
- Intolerancia a la lactosa
- Hipertensión arterial
- Osteoporosis

- Diabetes mellitus
- Anemia ferropénica, etc.

Gastronomía de diferentes regiones:

- Americana
- Árabe
- Japonesa
- Judía
- Latinoamericana, etc.

Ocasiones especiales:

- Carnaval
- Cumpleaños
- Navidad
- Novatos
- Casera
- Afrodisíaca, etc.

y otras según tiempo de preparación, temporada estacional, técnica culinaria, precio y dificultad.

Una vez que filtras las recetas según tus necesidades, te muestra los ingredientes para 4 personas, preparación, precio, tiempo de preparación y nivel de dificultad, cada receta muestra la información nutricional y para cuáles dietas se recomienda y para cuáles no.

Te permite hacer la lista de la compra según los ingredientes de la receta y también tus propias listas o menús de recetas.

Puedes descargarla para tu móvil o tablet en Google Play de Android o en el App Store de Apple.

Facemóvil

Es una aplicación móvil que contiene el listado oficial de alimentos aptos para celíacos publicado anualmente por FACE (Federación de Asociaciones de Celíacos en España). Sin coste para los socios de asociaciones de celíacos afiliados a FACE.

- Desarrollada para dispositivos con Sistema Operativo Android e iOS (a partir de iPhone 3GS)

- Listado oficial de productos sin gluten

- Consulta sin conexión a Internet

- Lector de código de barras para buscar un producto en la lista

- Guía de restaurantes y hoteles con opciones para celíacos

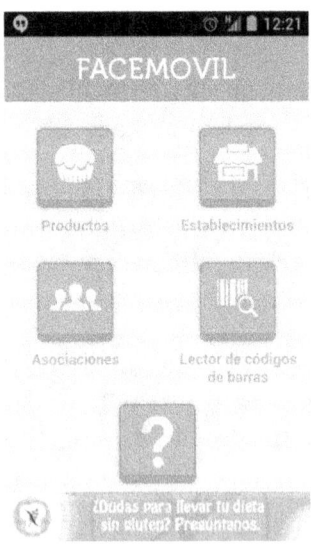

GlutenMed

App gratuita destinada a médicos, farmacéuticos, pacientes celíacos y sus cuidadores para que puedan identificar medicamentos que contienen gluten. Ofrece la lista de estos medicamentos y propone alternativas sin gluten en el caso de que las haya. También incluye un lector de código de barras, para agilizar la búsqueda.

Esta aplicación ha sido desarrollada en las Islas Canarias por un grupo de investigadores del **Hospital Negrín de Las Palmas de Gran Canaria** con el apoyo del Colegio Oficial de Farmacéuticos de Las Palmas.

Disponible para smartphones y tablets con sistema operativo iOS y Android.

De todas formas, según expliqué en el capítulo "El gluten y las medicinas", la legislación actual obliga a indicar el contenido de gluten en el prospecto de la medicina.

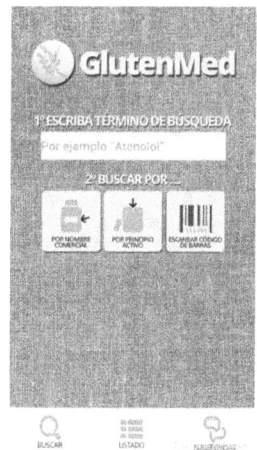

¿Qué puedo comer?

Esta aplicación gratuita proporciona una lista de alimentos aptos según el perfil del usuario. Primero creas tu perfil, indicando los alérgenos que quieras evitar y luego te aparecen los alimentos seguros que no los contienen.

Tiene un lector de código de barras para facilitar la búsqueda. La base de datos de alimentos y sus alérgenos la elaboran con los listados que le proveen los fabricantes y la información que publican en sus páginas web.

Disponible para smartphones con sistema operativo Android o iOS.

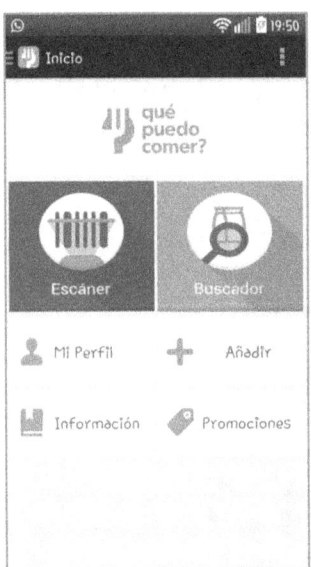
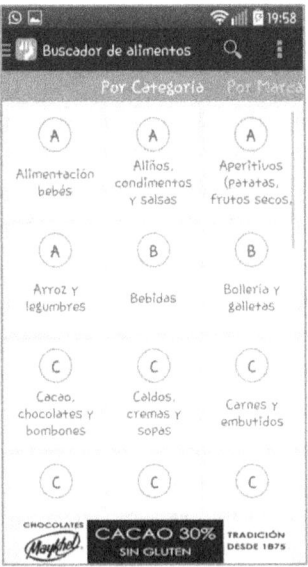

Singlu10

Aplicación móvil para smartphones y tablets Android e iOS. Incluye listas de alimentos organizados por categorías con un escáner de código de barras para facilitar las búsquedas.

Usando la funcionalidad de geolocalización del teléfono, te muestra los establecimientos comerciales que se encuentran cerca de tu posición actual.

Es gratis para los socios de la Asociación de Celíacos y Sensibles al Gluten de Madrid, y para ellos, hay un área adicional que incluye el carnet de socio que permite identificarte como miembro de dicha asociación.

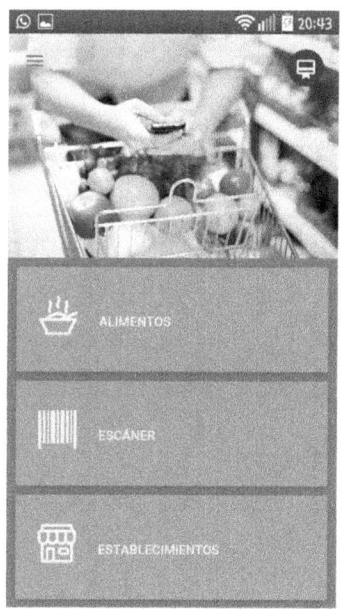 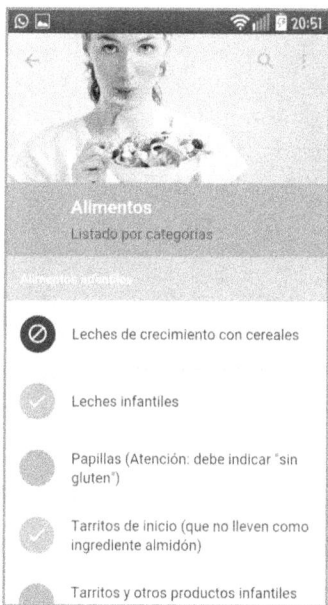

Blogs

Los blogs son una fuente muy valiosa de información. Claro que en Internet escribe cualquiera y por eso hay que leer mucho y con sentido común, pero una vez que vas conociendo a cada blogger, descubres auténticas maravillas.

Encontrarás miles de artículos optimistas que, más allá de hacerte sentir rarito, te hacen sentir parte de un grupo maravilloso y solidario que te entiende mejor que nadie.

También encontrarás miles de recetas, tan bonitas como creativas y apetitosas, para que no te prives de nada.

Desde que empecé a escribir mi blog en febrero de 2010, he descubierto muchos blogs estupendos y lo mejor de todo es que he conocido a la mayoría de sus autores y he hecho buenas amistades.

En primer lugar, os invito a conocer mi blog que hago con mucho cariño:

CeliacaPeroContenta.com

Y os menciono algunos blogs que sigo (por orden alfabético para no herir susceptibilidades)

Allergychef: blog.allergychef.es

Caminar sin gluten: caminarsingluten.com

Celíaca inquieta: celiacainquieta.com

Celíaco a los 30: celiacoalostreinta.com

Celiaquitos: celiaquitos.com

Cocina Fácil sin gluten: cocinafacilsingluten.blogspot.com.es

Deseos sin gluten: deseossingluten.blogspot.com.es

Extraterreste celíaco: extraterrestreceliaco.blogspot.com.es

Glutoniana: glutoniana.com

Mundo Foody: www.foody.es/mundofoody

Pikerita's way: pikerita.blogspot.com.es

Sin gluten: celiacos.blogspot.com.es

Tartas sin gluten: tartassingluten.blogspot.com.es

Y ahora qué cocino: www.yahoraquecocino.com

Tiendas online

No todos tenemos cerca un supermercado con un buen surtido de productos sin gluten, así que aquí menciono **algunas** tiendas online que ofrecen una amplia variedad de dichos productos. Algunas son solo tienda online, otras tienen también tienda física y otras son fabricantes artesanales que también venden online. Listadas por orden alfabético.

Biomix: www.biomix.es

Canela y coco: www.canelaycoco.com

Celicioso: www.celicioso.es

Delicatessin: www.delicatessin.com/es/Delicatessin

Ecodiet: www.ecodiet.com

Foody: www.foody.es

Non Gluten: www.nongluten.es/es

Sin Gluten: singluten.com

Som celiacs: www.somceliacs.com

Zona sin: www.zonasin.es

Asociaciones de Celíacos en España

FEDERACIÓN DE ASOCIACIONES DE CELÍACOS DE ESPAÑA (FACE)
C/ Hileras, 4. 4ª 11. 28013 Madrid
Tel: 915 475 411
www.celiacos.org

Andalucía

Federación de Asociaciones de Celiacos de Andalucía (FACA)

ASOCIACIÓN PROVINCIAL DE CELÍACOS DE HUELVA (ASPROCEHU)
Calle Juan Sebastián Elcano, 3 (local)
21004 Huelva
Teléfono: 649 282 321 (de 18:00 a 20:30 h de lunes a viernes)
asprocehu @ gmail.com
celiacosdehuelva.blogspot.com
www.celiacosdehuelva.org

ASOCIACIÓN DE CELÍACOS DE CÓRDOBA (ACECO)

Plaza de la Magdalena, 3
14002 Córdoba
Teléfono: 646 015 451
(Lunes a jueves, de 10:00 a 13:00 h.)
celiacoscordoba.blogspot.com
asociacionceliacoscordoba@gmail.com

ASOCIACION PROVINCIAL DE CELIACOS DE SEVILLA (ASPROCESE)

Apartado de correos 6060 - 41080 Sevilla

c/ Hespérides 9, local 1 - 41008 Sevilla

Teléfono 664 320 887 - 954 435 831 (de 18:00 a 20:00 h de lunes a jueves)

Correo para altas: altas.celiacossevilla @ gmail.com

celiacossevilla@gmail.com

www.celiacossevilla.org

ASOCIACIÓN DE CELIACOS DE CÁDIZ/CEUTA

Apartado de Correos 2255

11080 Cádiz

Teléfonos: 956 100 318/697 225 646 (de 18:00 a 20:00 h de lunes a jueves)

asociaciondeceliacosdecadiz@gmail.com

asceca.blogspot.com

ASOCIACIÓN DE PERSONAS CELIACAS DE JAÉN (APECEJA)

Apartado de Correos 271

23080 Jaén

Teléfono: 699 845 720

(Horario de 17:00 a 20:00 h, de lunes a viernes)

celiacosjaen @ gmail.com

ASOCIACIÓN DE CELÍACOS DE GRANADA

Apartado de Correos 2055

18080 Granada

Teléfono: 652 264 352 (de lunes a jueves de 9:00 a 14:00 h)

celiacosgranada @ gmail.com

www.celiacosgranada.org

ASOCIACIÓN DE CELIACOS DE MÁLAGA (ACEMA)

Centro Ciudadano Manuel Mingorance Acien

c/ Pizarro, 21 1ª planta

29009 Málaga

Teléfono: 952 006 887/617 380 087(martes de 17:00 a 19:00, miércoles y viernes
de 11:00 a 13:00 h)

acema@acema.com.es

www.celiacosmalaga.es

ASOCIACIÓN DE PERSONAS CELIACAS DE LA PROVINCIA DE ALMERIA (ASPECEAL)
Apartado de Correos 1137
04080 Almería
Teléfono 649 629 272 (De lunes a miércoles de 18:00 a 20:00 h)
www.almeriasingluten.es
aspecealsecretari@gmail.com
aspeceal@gmail.com
www.aspeceal.blogspot.com

Aragón

Asociación celíaca Aragonesa (ACA)

Paseo Gran Vía, 17 - entresuelo izquierda.
50006 Zaragoza
Tfno: 976 484 949
Fax: 976 484 949
Móvil: 635 638 563
Contacto: Marisa Alcalá

info@celiacosaragon.org
www.celiacosaragon.org

Asturias

Asociación celíaca del Principado de Asturias (ACEPA)

C/Celestino Villamil
Edificio de Rehabilitación 4ª planta
33006 Oviedo
Teléfonos: 615 465 776 / 615 545 263 / 985 230 749
Lunes a viernes de 09:00 a 14:00 h

Petición de cita previa en el 985 230 749

Contacto: Lorena Catrofes

acepa33@yahoo.es

Baleares

Asociación de celiacos de las Islas Baleares (ACIB)

Delegación Mallorca:

C/De la Rosa, 3

07003 Palma de Mallorca

Teléfono: 971 495 682

Horario de atención:

Lunes: 16:00 a 19:00 h

Martes y jueves: 9:00 a 12:00 h

Delegación Ibiza-Formentera:

Teléfono: 620 834 255

Cita previa: Dejar aviso en el contestador

ibizasingluten@gmail.com

info@celiacosbaleares.org

www.celiacosbaleares.org

Canarias

Federación de celíacos Canaria (FECECAN)

A.C.E.T. (Asociación provincia de Tenerife)

Camino del Hierro.

120 Viviendas

Bloque 5, local 1

38009 S/C de Tenerife.

Teléfono Asociación: 922 089 543(de Lunes a Jueves de 09:00 a 13:00 h)
Móvil La Palma: 608 821 223 (Delegados de La Palma) (De Lunes a Jueves de 15:00 a 20:00)
info@celiacostenerife.com
www.celiacosdecanarias.com
www.celiacostenerife.com

ASOCEPA (Asociación de Celiacos de la Provincia Las Palmas)
Calle Pino Apolinario, n 82-84
35014 - Las Palmas de Gran Canaria
Teléfono/Fax: 928 230 147 Móvil: 678 227 150
Lunes de 9:00 a 14:00 h
Miércoles de 16:00 a 20:00 h

asocepa.org@gmail.com
info@asocepa.org
www.asocepa.org

Cantabria

Asociación celíaca de Cantabria (ACECAN)

C/ General Dávila, 119--Local 10
39007 Santander
Tel. 942 336 611
móvil: 647 282 142
Horario de Atención:
Lunes, miércoles y viernes de 11:00 a 13:00 h
Jueves de 17:00 a 20:00 h

acecantabria@yahoo.es
acecan.wordpress.com

Castilla La Mancha

Asociación de celíacos de Castilla-La Mancha (ACCLM)

c/ Doctor Fleming 12, 1ª planta
02004 Albacete
Tfno. 667 553 990
Lunes a Viernes: de 17:00 a 21:00 h

DELEGACIÓN PROVINCIAL DE TOLEDO
Delegada: Maite Payo
Tfno. 637 504 162
Lunes a Jueves de 17:00 a 21:00 h

DELEGACIÓN PROVINCIAL DE CUENCA
Delegada: Dña. Concha Cardo Briones
Tfno. 687 785 727
Lunes a jueves de 17:00 a 20:00 h

DELEGACIÓN PROVINCIAL DE CIUDAD REAL
Delegada: Dña. Olga García Casarrubios
Tfno. 690 639 184
Lunes a Jueves de 17:00 a 20:00 h

DELEGACIÓN PROVINCIAL DE ALBACETE
Delegada: Dña. Teresa Rosa Nieto
Teléfono: 670 841 889
Lunes a Jueves de 17:00 a 20:00 h

DELEGACIÓN PROVINCIAL DE GUADALAJARA
Delegada: Dña. Mª Isabel Gutiérrez Cabezudo
Tfno. 687 478 083
Lunes a jueves de 17:00 a 20:00 h

castilla-la-mancha@celiacos.org
celiacosmancha@gmail.com
www.celiacosmancha.org

Castilla León

Asociación celiaca de Castilla y León (ACECALE)

C/ Claudio Moyano, 4. 5º, oficina 1
47001 Valladolid
Teléfono: 983 345 096
Horario de atención:
Lunes: 16:30 a 20:30 h
Miércoles: 17:00 a 19:30 h
Viernes: 09:00 a 14:00 h

www.acecale.org

Cataluña

CATALUÑA (SMAP)

C/ Balmes 109, principal-2. 08008 Barcelona.
T: 902 235 422
www.celiacscatalunya.org

Comunidad de Madrid

Asociación de Celíacos y Sensibles al Gluten de Madrid

C/ Lanuza, 19. Bajo. 28028 Madrid.
Teléfono: +34 917 130 147
Lunes a viernes 10 a 14 h y lunes a jueves de 16 a 18 h.
www.celiacosmadrid.org

Celicalia

Asociación de celíacos de Boadilla del Monte
www.celicalia.org

Madrid sin gluten

Centro Comercial Getafe 3, local 10 (planta baja)
Horario: Viernes 18:00 – 21:00 y Sábados 11:00 – 14:00
Teléfono: (+34) 610 292 191
http://madridsingluten.org/

Comunidad Valenciana

Asociación de celiacos de la Comunidad Valenciana (ACECOVA)

Av. del Cid, 25 1º - 1
46018 Valencia
Teléfono: 963.857.165
Fax: 963.857.166
Horario de atención telefónica:
Lunes, miércoles y viernes de 10 a 13:30 horas.
Lunes y miércoles de 16 a 18:30 horas.

asociacionceliacos@telefonica.net
www.acecova.org

Extremadura

Asociación celiaca de Extremadura (ACEX)

Ronda del Pilar 10 -2º
06002 Badajoz.

Teléfono: 924 010 091

Teléfono/Fax: 924 010 092

www.celiacos-ex.com

celiacosextremadura@yahoo.es

Galicia

Asociación de celiacos de Galicia (ACEGA)

Centro Sociocultural de Vite José Saramago

C/Carlos Maside, nº 7

15704- Santiago de Compostela

Teléfono: 981 104 467 / 679 461 003.

Apdo. de Correos 205.

15700 Santiago de Compostela (A Coruña).

www.celiacosgalicia.org

La Rioja

Asociación celíaca de La Rioja (ACERI)

Av. Portugal, 18-4ºL.

26001-Logroño.

Teléfono: 941 226 799

info@aceri.org

www.aceri.org

Murcia

Asociación de celiacos de Murcia (ACELIAMU)

Apartado de Correos 12

30564 Lorqui (Murcia)

Contacto: Ramón Navarro

Tel. 968 694 080 (de lunes a viernes de 09:00 a 13:00 h)

aceliamu@terra.com

www.celiacosmurcia.es

Navarra

Asociación de celiacos de Navarra (ACNA)

C/ Doctor Juaristi, 12 - Bajo.

31012 Pamplona.

Teléfono: 948 134 559

aceliacosn@hotmail.com

País Vasco

Asociación celíaca de Euskadi (EZE)

C/ Rafaela Ybarra, 4 B Lonja.

48014 Bilbao.

Teléfono.: 944 16 94 80

Fax.: 944 16 30 30

www.celiacoseuskadi.org

Asociaciones de celíacos fuera de España

Tomado de la web de FACE:

http://www.celiacos.org/asociaciones/otras-asociaciones

Europa

Andorra: www.celiacsandorra.org

Alemania: www.dzg-online.de

Austria: www.zoeliakie.or.at

Bélgica: vcv.coeliakie.be/tiki-index.php

www.sbc-asbl.be/

www.coeliakie.be/prt/

República Checa:

www.celiac.cz

www.bezlepkova-dieta.cz/en

www.coeliac.cz/en

Croacia: www.celijakija.hr/

Dinamarca: www.coeliaki.dk

Eslovaquia: www.celiakia.sk

Eslovenia: www.drustvo-celiakija.si

Finlandia: www.keliakialiitto.fi/

Francia: www.afdiag.org

Grecia:

www.koiliokaki.com

www.coeliac.gr/en

Holanda: www.coeliakievereniging.nl

139

Hungría: www.coeliac.hu

Irlanda: www.coeliac.ie

Italia: www.celiachia.it

Luxemburgo: www.alig.lu

Malta: www.coeliacmalta.eu

Noruega: www.ncf.no

Polonia: www.celiakia.pl

Portugal: www.celiacos.org.pt

Reino Unido: www.coeliac.org.uk

Rumania: celiachie.uniserve.ro

Rusia:

www.celiac.ru

www.celiac.spb.ru

Suecia: www.celiaki.se

Suiza:

www.zoeliakie.ch

www.coeliakie.ch

www.celiachia.ch

AOECS: www.aoecs.org

The Coeliac Youth of Europe: www.cyeweb.eu

América

Canadá:

Ontario: www.celiac.ca

Quebec: www.fqmc.org

EEUU

The Celiac Disease & Gluten-Free Diet Support Page: www.celiac.com
USA Celiac Disease Foundation 13251 Ventura Boulevard Suite 1 STUDIO
CITY California 91604-1838 1 818 990 2354 818 990 2379
cdf@celiac.org
www.celiac.org

USA Celiac Sprue Association/United States of America, Inc. P O Box
31700 OMAHA Nebraska 68131 1 402 558 0600 402 558 1347
celiacs@csaceliacs.org
www.csaceliacs.org

USA Gluten Intolerance Group 15110 10th Ave SW Suite A SEATTLE Washington State WA 98166-1820 1 206 246 6652 206 246 6531 gig@gluten.net www.gluten.net

USA American Celiac Society Dietary Support Coalition PO Box 23455 NEW ORLEANS LA 70183-0455 1 504 737 3293 1 504 737 3283 americanceliacsociety@yahoo.com

México
Asistencia al Celiaco de México, C.A.ACELMEX.www.acelmex.org
CM Asociación Celiacos de México, 11000 Ciudad de México
www.celiacosdemexico.com,
info@celiacosenmexico.com.
Grupo de Celiacos de México
www.celiacosdemexico.org.mx

Argentina:
Acela: www.acela.org.ar
Sintac: www.celiaco.org.ar
Soy celíaco: www.soyceliaco.com.ar

Brasil: www.acelbra.org.br

Colombia: http://celiacoscolombia.com.co

Chile: www.coacel.cl

Costa Rica: http://celiacosencostarica.com

México: http://porunavidasingluten.org.mx/

Paraguay: FUPACEL Fundación Paraguaya de Celiacos, República Regentina 2699 Asunción
(595) 552 397

Uruguay: www.acelu.org

Venezuela: http://www.celiacosvenezuela.org.ve/

141

Oceanía

Australia: www.coeliac.org.au

Nueva Zelanda: www.coeliac.org.nz

África

Argelia: http://assocoeliaque.do.am/

http://celiac.canalblog.com/

http://membres.multimania.fr/celiac/

Facebook

Egipto: http://gluten-free.forumegypt.net/

http://celiarab.blogspot.com/2010/09/blog-post.html

http://easylovelyglutenfreerecipes.blogspot.com/

Marruecos: Facebook **1 2**

Túnez: http://sansgluten-tunisie.blogspot.com/

www.atmc.org.tn

Facebook **1 2 3**

Oriente medio

Arabia Saudí: www.saudi-celiac.com

Emiratos Árabes: www.glutenfreeuae.com

Irán: www.celiac.ir/en/

Israel: www.celiac.org.il

Kuwait: http://q8celiacpatients.com/

Líbano: http://sansglutenabeyrouth.blogspot.com/

Facebook